Hygienische Erziehung im Volksgesundheitsdienst

Von

Ministerialdirektor Dr. med. G. Frey

im

Preußischen Ministerium des Inneren

Dritte erweiterte Auflage

von

Hygienische Volksbelehrung, ihre Wege und Hilfsmittel

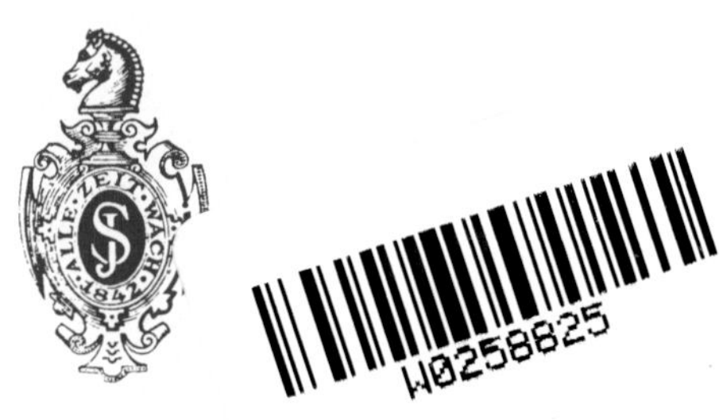

Springer-Verlag Berlin Heidelberg GmbH

1934

ISBN 978-3-662-27116-2   ISBN 978-3-662-28599-2 (eBook)
DOI 10.1007/978-3-662-28599-2

1. Zweck der volkshygienischen Erziehung.

> Wir sind deutsch und wollen deutsch bleiben. Deutsch,
> im Gotischen thiudisco, heißt „volkshörig"! Darum
> lehnen wir es ab, andersartige Rassen in uns aufzu-
> nehmen. Innerhalb unseres nordischen Volkstums aber
> erstreben wir als Ideal ein Menschengeschlecht, das an
> Geist und Körper gesund ist. Laßt uns dem Bildungs-
> drange, der im Busen unseres Volkes lebt, den Weg zu
> den Quellen der Gesundheit öffnen und ebnen!

Fußend auf dem Urrecht der Selbsterhaltung und auf dem
Willen, im Wettstreit der Nationen nach Stärke und Wesens-
ausdruck eine geachtete Stellung einzunehmen, muß der Staat
eine zielbewußte Bevölkerungspolitik betreiben. Diese hat
für alle Zukunft den Volksbestand zu sichern, durch geeignete
Maßnahmen zur Hebung der Geburtenzahl und zur Verminderung
der Sterblichkeit auf dessen Wachsen hinzuarbeiten, durch Aus-
merzen des erblich Minderwertigen[1] und Ausscheidung des Fremd-
rassigen das Gesamterbgut zu verbessern und die erblich Hoch-
wertigen und Rassetüchtigen zu bevorrechten. Indem wir die Reinheit der Rasse und das stete Rauschen des gesunden Erbstromes
als ethisch bedingte Grundlage jeder gemeinnützigen gesundheitlichen Bestrebung ansehen, setzen wir sie an die Spitze auch der
hygienischen Belehrung im Volksgesundheitsdienst. An der vom
klaren Verstande diktierten Bevölkerungspolitik der Regierung
muß das Volk mit heißem Herzen teilnehmen. Es genügt nicht,
daß ein Volk politisch geeint ist: es soll sich auch als eins empfinden. Rasse ist der Ausdruck für die erbmäßig gebundene Ver-
wandtschaft und Ähnlichkeit der Angehörigen eines artgleichen
Volkes.

Ein rassebewußtes, an Blut und Boden verhaftetes Volk, dessen
Familien selbst unter persönlichen Opfern durch Aufzucht einer
hinreichend großen Kinderschar den Kampf der Nation um ihre
Ewigkeit mutig unterstützen und erleichtern, wird an sich immer
kräftiger und im Kern tüchtiger als andere sein. Was ein Volk
vorsorglich für seinen gesunden Nachwuchs ausgibt, spart es
später hundertfach aus dem Rückgange der Gebrechlichen und
Geschwächten ein. Gegen sonstige Gesundheitsschäden ist auch

---

[1] Nach Schätzungen von R. Fetscher belaufen sich die durch Erbkranke
im Deutschen Reich verursachten Kosten auf jährlich 350 Millionen RM.

1*

hier natürlich weder die Gesamtheit noch der einzelne gefeit. Seelische und körperliche Gesundheit ist daher nach jeder Richtung hin der wichtigste Besitz des Ganzen wie des Individuums, Volksgesundheit eine der tragenden Säulen der Volkswirtschaft, mit der sie in enger Wechselwirkung steht. Sie wird bestimmt durch das Ausmaß der persönlichen und der öffentlichen Gesundheitspflege.

Die eigene Gesundheit sich zu erhalten oder wieder zu verschaffen, gebietet die Vernunft. Daher muß jeder zunächst selbst für seine Gesundheit sorgen. In Gesundheitsnöten ist der Helfer der Arzt. Den Einzelnen gegen die gesundheitlichen Gefahren zu schützen, die ihm aus der Lebensgemeinschaft des Volkes drohen, ist Aufgabe des Staates, als des obersten Hüters des Volksgedeihens. Der Einzelne hat hieran ein bestimmtes Recht. Dem Recht auf Gesundheit steht als sittliche Forderung die Pflicht zur Gesundheit gegenüber. Die Regelung des Rechts auf Gesundheit erfolgt durch die öffentliche Gesundheitspflege mit ihren beiden Zweigen, dem Sanitäts- und dem Medizinalwesen. Das erstere umfaßt die notwendigen Bedingungen zur Heilung gesundheitlicher Schäden da, wo die Kraft des Einzelnen nicht ausreicht. Die Ausführung zahlreicher derartiger Aufgaben, namentlich aber die fürsorgerische Beseitigung von Schwächen und Krankheiten, die ihren Grund mehr in sozialen Umständen haben, ist dabei den Gemeinden überwiesen. Grundsätzlich muß aber der Betroffene zunächst selbst Hand anlegen, Gemeindemittel haben erst bei wirklicher Hilfsbedürftigkeit zu fließen. Mit dem Sanitätswesen steht ferner die Wohlfahrtspflege in naher Beziehung, da sie auch einen gesundheitlichen Schutz gewährt. Wohlfahrtspflege muß verschwinden, sobald jeder erwerbsfähige Volksgenosse in Lohn und Brot steht. Er ist dann auch in der Lage, wenigstens einiges für seine notleidenden Angehörigen zu tun. Aus eigener Kraft die Sippe zu erhalten, muß Stolz und Ehrenstandpunkt der Familien sein. Solange die Wohlfahrtspflege aber noch bestehen muß, bedarf sie eines geistigen Umbaus im Sinne der Wesensgrundlagen des Nationalsozialismus zugunsten des Gemeinwohls.

Im Medizinalwesen bietet der Staat der Volksgemeinschaft die erforderlichen Aufsichts- und Ausführungspersonen dar, indem er die Ausbildung und Befugnisse der Medizinalbeamten und des oberen und niederen Heilpersonals festsetzt. Der Vollzug seines Willens obliegt den Gesundheitsbehörden.

Eine tatkräftig durchgeführte persönliche und öffentliche Gesundheitspflege schiebt den Eintritt früher Leistungsunfähigkeit hinaus, verlängert das Leben[1] und gewinnt so der Wirtschaft einen Zuwachs an Arbeitsjahren. Sie ist also die beste Kapitalsanlage für den Einzelnen und die Gesamtheit. Persönliche und öffentliche Gesundheitspflege beruhen auf den Gesetzen der Volkshygiene, d. i. der Rassenhygiene (Erbgesundheits- und Rassenpflege) und der allgemeinen Gesundheitswissenschaft. Forschung und Unterricht auf allen diesen Gebieten jederzeit zu fördern, muß der Staat sich angelegen sein lassen. Insbesondere sind ohne Beobachtung der Bevölkerungsbewegung, ohne Statistik auf dem Gebiet des Gesundheitswesens und ohne Deutung deren Ergebnisse weder die Erfordernisse einer quantitativen, noch die einer qualitativen Bevölkerungspolitik zu erkennen. Darum ist die Pflege der bevölkerungspolitischen Wissenschaften die Grundlage der Erbgesundheits- und Rassenpflege und die Voraussetzung einer aufbauenden Staats- und Familienpolitik.

Es kann aber nicht genügen, die Lehren der Volkshygiene zu verbreiten, die von Krankheit Befallenen an den Arzt zu verweisen und durch gesundheitliche Einrichtungen und das nötige Heilpersonal der Öffentlichkeit zu dienen, wenn nicht eine verständnisvolle Mitarbeit jedes Einzelnen gesichert wird. Bekanntlich spielt beim Entstehen und Überwinden von Krankheiten nicht nur die von außen kommende Schädlichkeit, wie z. B. Bakterien, sondern wesentlich auch die dem Körper innewohnende Widerstandskraft eine wichtige Rolle. Diese Widerstandskraft kann durch gesundheitsgemäße Lebensweise gesteigert, durch ungesunde geschädigt werden. Die Lebensweise bedeutet daher für die Gesunderhaltung des Einzelnen und des Volksganzen außerordentlich viel. Die Erkenntnis des Wertes der eigenen Gesundheit vermehrt auch die Einsicht in die verschiedenen Erfordernisse der öffentlichen Gesundheitspflege.

Die Erwartung aber, daß die Bevölkerung mit dem Wachsen der allgemeinen Bildung sich von selbst auch eine volkshygienische aneignen würde, hat sich in allen Kulturstaaten, und zwar aus gleichen Gründen, als trügerisch erwiesen. Es ergibt sich hieraus die weitere Pflicht des Staates, als des Lenkers des öffentlichen Bildungswesens, für eine Anleitung zu sorgen, die die gesamte Bevölkerung in die Regeln der Volkshygiene so hineinerzieht, daß jeder sie versteht und danach handelt. Dabei muß die Erfahrung Gemeingut werden, daß es aussichtsvoller und billiger ist, Gesundheitsstörungen im Einzel- wie im Volksleben zu verhüten oder frühzeitig der ärztlichen Behandlung zuzuführen als

---

[1] Hufeland, Ch. W.: Makrobiotik oder die Kunst, das menschliche Leben zu verlängern. Jena 1796.

bereits ausgebrochene Krankheiten zu bekämpfen. Wie dieser Grundsatz in der neueren Gesetzgebung und in den sonstigen Maßnahmen der Behörden immer klarer zutage tritt, so sollte er auch für jedermann die Richtschnur sein.

2. Entwicklung der gesundheitlichen Volksaufklärung in Deutschland.

Im Deutschen Reich hat sich die volkshygienische Belehrung aus schüchternen Anfängen heraus allmählich zu einer dringlichen Forderung entwickelt, die von Ärzten und Volkswirten, aus Arbeiterkreisen, aber auch bereits von der gesamten öffentlichen Meinung an die Staatsleitung gestellt wird. Die erste Aufklärung gaben in ihrem Wirkungskreise wohl die alten Kreisphysiker und Ärzte, die meistenteils Hausärzte waren, und die Hebammen in mühseliger Arbeit von Person zu Person. Erweitert wurde sie, als die neuzeitlichen Medizinalbeamten auf Grund ihrer Dienstanweisung durch Vorträge in Vereinen, Schulen, bei Lehrerkonferenzen, Elternabenden usw. gegen mancherlei gesundheitliche und soziale Schäden auftraten, gemeinnützige hygienische Bestrebungen anregten und unterstützten und in der von ihnen eingeleiteten sozialen Fürsorge auch eine praktische Tätigkeit entfalteten. Sie erfuhr eine starke Vermehrung durch den Ausbau dieser Fürsorge seitens der Gemeinden, die Schulärzte, Fürsorgeärzte und Fürsorgeschwestern anstellten. Die Gewerbeärzte haben nach Kräften in der hygienischen Belehrung der Arbeiterschaft der deutschen Länder mitgeholfen.

Diese Bestrebungen wären aber immer nur auf kleinere Ausschnitte aus der Gesamtbevölkerung beschränkt geblieben, hätten nicht halbamtliche oder private gemeinnützige Vereine und Gesellschaften, die Reichsversicherungsträger und andere Kräfte eingegriffen und unter Benutzung immer verfeinerter Hilfsmittel die Aufklärung weiter vorgetragen. In erster Linie wären hier die in der ehemaligen Arbeitsgemeinschaft Sozialhygienischer Reichsfachverbände zusammengefaßten Organisationen zu nennen, die sich mit dem damaligen Reichsausschuß für hygienische Volksbelehrung zusammengeschlossen hatten, nach der nationalsozialistischen Revolution aber mit anderen Arbeitsgemeinschaften größtenteils in der Reichszentrale für Gesundheitsführung aufgegangen sind, die den Gutachterausschuß für die gesundheitspolitischen Maßnahmen der Reichsregierung darstellt. Das Deutsche Zentralkomitee zur Bekämpfung der Tuberkulose (heute:

Reichstuberkuloseausschuß) wirkte durch Merkblätter, Belehrungsschriften, Lichtbilder, Anschauungstafeln, Wandermuseen, eine Wanderausstellung und Belehrungsfilme, ferner die deutsche Vereinigung für Säuglings- und Kleinkinderschutz des Kaiserin Auguste Viktoria-Hauses, Reichsanstalt zur Bekämpfung der Säuglings- und Kleinkindersterblichkeit (heute: Reichsarbeitsgemeinschaft für Mutter und Kind) durch ein Museum für Säuglingskunde, Lichtbilder, Wanderausstellungen, Merkblätter, Atlas der Hygiene des Kindes, Ernährungsfibel für Mutter und Kind, Zeitschrift für Mutter und Kind. In ähnlicher Weise beteiligte sich der Deutsche Verein gegen den Alkoholismus (heute: Reichsfachgemeinschaft zur Bekämpfung des Alkoholismus) durch Wanderausstellung, Film „Der Volksfeind", Lichtbildreihen, Zeitschriften: „Auf der Wacht", „Der Pionier", Zeitungsdienst, aufklärende Einzelschriften, Lehrgänge für gärungslose Früchteverwertung[1]. Die Deutsche Vereinigung für Krüppelfürsorge (heute: Reichsarbeitsgemeinschaft zur Bekämpfung des Krüppeltums) klärte durch Bildtafeln, Merkblätter, Vorträge, Aufsätze und ihr Museum auf. Die jetzt in den Reichsausschuß für Volksgesundheitsdienst (ehemals Reichsausschuß für H. V.) eingefügte Deutsche Gesellschaft zur Bekämpfung der Geschlechtskrankheiten arbeitete mit Merkblättern[2], Flugschriften, Theaterstücken, Filmen, Lichtbildern, Wanderausstellungen und Wanderrednern. In Schulen, Arbeitslagern, Fabriken verbreitet der Deutsch-Evangelische Verein zur Förderung der Sittlichkeit und der Rettungsarbeit Aufklärung über die Vorbeugung von Geschlechtskrankheiten durch Vortragsreisende, Schulungswochen, Lichtbilderreihen und Volksbücherautomaten. Die Bayerische Arbeitsgemeinschaft zur Förderung der Volksgesundheit, der Deutsche Verein für Volkshygiene, der Verein zur Fürsorge für jugendliche Psychopathen, das Zentralkomitee für Zahnpflege in den Schulen, der Ausschuß für zahnärztliche Volksaufklärung, das Deutsche Rote Kreuz, das neuerdings dem Reichsausschuß für Volksgesundheitsdienst

---

[1] Als Ersatz für alkoholische Getränke läßt sie auf ihrer Lehr- und Versuchsanstalt für gärungslose Früchteverwertung in Obererlenbach bei Frankfurt a. M. Fruchtsäfte herstellen. Das Deutsche Hygienemuseum in Dresden hat zur Propaganda einen Früchteverwertungsfilm herausgebracht. Auch der Deutsche Guttempler-Orden hat eine solche Lehranstalt („Steinmeister" bei Naumburg) begründet.

[2] Z. B. unter Beteiligung des Reichsgesundheitsamts das Merkblatt „Gesundheitliche Belehrung" für Ansteckungs- und Krankheitsverdächtige.

beigetreten ist (Vorträge, Wanderausstellungen, Merkblätter, Hefte, Wanderlehrerinnen, Gemeindeschwestern, Sanitätskolonnen, Jugendrotkreuzgruppen, Wanderkisten), haben sich bleibende Verdienste in der einschlägigen Belehrung erworben. Die Deutsche Gesellschaft für Gewerbehygiene nimmt sich der Aufklärung der Industriearbeiter z. B. durch populäre Beihefte ihres Zentralblattes sowie durch ihre ständige Ausstellung für Arbeitsschutz in Frankfurt a. M.[1] und Lichtbildmaterial an, veranstaltete Ausstellungen in zahlreichen Großstädten im Anschluß an gewerbehygienische Fortbildungskurse für Ärzte und gab in Gemeinschaft mit dem Reichsgesundheitsamt das Lärm-Merkblatt heraus. Der Reichsausschuß für Krebsbekämpfung, der sich wesentlich mit organisatorischen Fragen derart befaßte, erließ in Gemeinschaft mit dem Reichsgesundheitsamt, dem Zentralkomitee zur Erforschung und Bekämpfung der Krebskrankheit und dem Reichsausschuß für Hygienische Volksbelehrung die Merkblätter „Der Krebs der Frauen" und „Krebs ist heilbar". Er ist heute in die Reichsarbeitsgemeinschaft für Krebsbekämpfung, eine Gruppe der Reichszentrale für Gesundheitsführung, eingegliedert. Die Gesellschaft zur Bekämpfung der Kurpfuscherei verbreitet die Kenntnisse über Kurpfuscherei und Geheimmittel und gibt gegen das Unwesen Schriften (z. B. „den Gesundheitslehrer"), Plakate und Werbemarken heraus. Die Gesellschaft für Volksbäder stellte Richtlinien für Gemeinden, Jugendpfleger und Schulleiter zum Bade- und Schwimmbetrieb auf dem Lande und eine Anleitung zur Anlage einfacher Volksbäder auf. Sie wird in die Reichsarbeitsgemeinschaft der Berufe im ärztlichen und sozialen Dienst bei der Reichszentrale für Gesundheitsführung aufgenommen werden. Die Zentrale für sexuellen Jugendschutz ist eifrig bestrebt, mit Hilfe der Schule und Elternschaft diese volkshygienisch und volkspädagogisch überaus wichtige Frage zu lösen. Sie soll der Deutschen Gesellschaft zur Bekämpfung der Geschlechtskrankheiten zugeteilt werden.

Seit mehr als 60 Jahren leistet die Deutsche Gesellschaft für Volksbildung, indem sie neben dem Materiellen das Geistige nicht vergißt, einen allen Volksgenossen zugute kommenden, umfassenden Einfluß auch auf gesundheitlichem Gebiete. Seit der nationalsozialistischen Revolution setzt sich tatkräftig die NS. Volkswohlfahrt, die führende Gruppe der Reichsgemeinschaft der

---

[1] Zu erwähnen ist hier auch die Auswirkung der Museen für Arbeiterschutz und Arbeiterwohlfahrt, z. B. in Berlin-Charlottenburg, München, Dresden (Deutsches Hygienemuseum).

freien Wohlfahrtspflege Deutschlands, für einen praktischen Erziehungs- und Aufklärungsdienst und für die Schärfung des Gewissens der Volksgemeinschaft namentlich in der Gesundheitsführung, Bevölkerungspolitik und Rassenpflege ein, und zwar besonders auch mit Hilfe von Sozialarbeiterinnen, um dem Grundsatz zum Durchbruch zu verhelfen, daß das Fundament des Staates die kinderreiche, erbgesunde Familie ist. Der Reichsluftschutzbund betreibt eine lebhafte Propaganda bis in jedes Haus durch die Zeitschrift „Sirene", durch Flugblätter, Hausplakate, Pressewerbung; eine Wanderausstellung, Theaterstücke und Filme helfen mit. Die Städtische Werbe- und Propagandastelle in Berlin wirbt durch Plakate, Presse und Besichtigungen auf dem Gebiete der Volkshygiene insbesondere in der Aufklärung zur Schaffung eines erbgesunden Nachwuchses.

Um namentlich der Arbeiterschaft einen Überblick über den gegenwärtigen Stand der gesundheitlichen Forschung zu gewähren, veranstaltete vor Jahren die Notgemeinschaft der Deutschen Wissenschaft unter dem Zeichen „Die medizinische Wissenschaft und das werktätige Volk" in Essen eine Medizinische Woche mit Vorträgen hervorragender Universitätslehrer, zu der die Einladung von den dortigen großen Gewerkschaftsverbänden erging. Auch in den hier und da begründeten Volkshochschulen wird sozialhygienische Belehrung erteilt. Der Aufklärung widmeten sich ferner die „Gesundheitswochen" (s. S. 72), wie sie von der Arbeitsgemeinschaft der Reichsversicherungsträger und dem Hauptgesundheitsamt der Stadt Berlin, von der 58 Kreise und 7 andere Kommunalverbände in sich schließenden kommunalen Vereinigung für Gesundheitsfürsorge im rheinisch-westfälischen Industriegebiet in Essen, von der Kreisverwaltung in Pinneberg, Schleswig-Holstein, und vom Reichsausschuß und den Landesausschüssen für hygienische Volksbelehrung eingerichtet wurden, sowie ähnliche Veranstaltungen des Roten Kreuzes. Das Reichsgesundheitsamt wirkt seit Jahrzehnten durch sein „Gesundheitsbüchlein"[1] und seine Merkblätter mit. Die nach dem Großen Kriege von dem Reichsausschuß und den Landesausschüssen für Leibesübungen geschaffene und auch von der Volksvertretung kräftig unterstützte Spiel- und Sportbewegung hat durch ihre praktischen gesundheitlichen Erfolge auch die hygienische Belehrung, namentlich der Jugend, außerordentlich gefördert. Nach der nationalsozialistischen Revolution wurden

---

[1] 17. Ausgabe. Berlin: Julius Springer 1920. Das Gesundheitsbüchlein ist auch in englischer, französischer, italienischer und spanischer Übersetzung erschienen. Die 18. Ausgabe erscheint noch in diesem Jahre.

sämtliche Sportarten als 16 Fachsäulen im Reichssportführer-ring (früher Reichsausschuß für Leibesübungen) unter einem Reichssportführer vereinigt. Alle im Reichssportführerring zusammengeschlossene Verbände bilden den Reichsbund für Leibesübungen, die Einheitsfront des deutschen Sports. Die Zusammenarbeit mit der SA. und der Hitlerjugend ist geregelt. Hitlerjungvolk und Hitlerjugend sind dem Reichsjugend-führer unterstellt. Fahrten, Geländespiele und Heimabende fördern Körperkraft und Kameradschaftlichkeit, der Verband der Jugendherbergen, der in großem Umfange aus öffent-lichen Mitteln unterhalten wird, gewährt Obdach. In der Reichs-jugendführung ist eine Abteilung für gesundheitliche Fragen ein-gerichtet. Reichssportführer und Reichsjugendführer gehören dem Reichsausschuß für Volksgesundheitsdienst an.

Unterrichts-kurse.

In manchen Orten wurden schon früher, besonders aber in den letzten Jahren, Lehrer und Lehrerinnen durch Unterrichtskurse von seiten der Medizinalbeamten, Universitätslehrer, des deutschen Roten Kreuzes, des Preußischen Landesaus-schusses für hygienische Volksbelehrung in die Gesund-heitslehre eingeführt. Der Reichssportführerring hat Lehr-gänge für Ärzte und Verwaltungsbeamte eingerichtet; an der Deutschen Hochschule für Leibesübungen finden halbjähr-liche Kurse für akademische Turn- und Sportlehrer statt. Die hygienische Ausbildung von werdenden Ingenieuren und Archi-tekten geschieht durch die an den Technischen Hochschulen tätigen Professoren der Hygiene. Im Lehrplan ist auch der Gas-schutz berücksichtigt.

Vom Reichsaus-schuß für Hy-gienische Volks-belehrung bis zum Reichsaus-schuß für Volks-gesundheits-dienst.

Diese vielgestaltigen Bestrebungen, die Gebote der persönlichen Hygiene und das Verständnis für die Maßnahmen der Gesundheits-fürsorge in die Lebensanschauung des Volkes einzupflanzen, wurden durch eine Organisation, die das ganze Reich überzog, kräftig zusammengefaßt. Vor der Regierung der nationalen Er-neuerung hatten die 17 deutschen Länder, unter dem Vorangang von Preußen, seit dem Jahre 1919 Landesausschüsse für hygienische Volksbelehrung gegründet, die in Preußen sich in zunächst 13 Provinzialausschüsse, in den anderen Ländern aber sofort in lokale Unterstellen (Kreis- und Ortsausschüsse) gliederten. In ihnen waren die Behörden, Verbände und Personen, die sich der gesundheitlichen Volksaufklärung annahmen, vereinigt, so die Medizinalbeamten, die Kommunalärzte, praktischen Ärzte[1], Hoch-schullehrer, die Lehrerschaft, die Geistlichen, das Rote Kreuz,

---

[1] Bornstein, K.: Ein Weg zur hygienischen Volksbelehrung. Dtsch. med. Wschr. 1919 Nr. 28 und Arzt u. Hygiene, Ärztl. Vereinsbl. 1920 Nr. 1216.

Landesversicherungsanstalten, Krankenkassen, vaterländische Frauenvereine, Hausfrauenvereine, Vertreter der Presse usw. Später widmeten sich in steigendem Maße auch die großen Gewerkschaftsverbände mit Eifer diesem Dienste. Der **Hauptverband deutscher Krankenkassen** gab zur gesundheitlichen Lebensführung des berufstätigen Volkes die Zeitschrift „Gesundheit" in 400000 Exemplaren und belehrende Druckschriften heraus und stellte Lichtbildserien und Filme für Vorträge zur Verfügung.

Im Jahre 1920 schlossen sich die Landesausschüsse zu dem **Reichsausschuß**[1] **für hygienische Volksbelehrung** zusammen. Der Reichsausschuß (Vorstand — Verwaltungsrat — Arbeitsausschuß) sah seinen Zweck in der Förderung der organischen Verbindung zwischen den **Landesausschüssen**, um unter Zusammenarbeit mit dem **Deutschen Hygienemuseum in Dresden** und der **Lingnerstiftung** die hygienische Aufklärung und das Lehrmittelwesen auszugestalten und den Landesausschüssen geeigneten Anschauungsstoff zu vermitteln. Die im **Reichsausschuß** vereinigten Organisationen und Verbände sowie die Landesausschüsse betrieben dabei die hygienische Volksbelehrung selbständig. Der Reichsausschuß gab Richtung, regte an und faßte zusammen. Er wies billiges Lehr- und Anschauungsmaterial nach, stellte **Mustermappen** über das Vorhandene und ihre Bezugsquellen zusammen, wirkte bei der Herstellung mit, führte ein Verzeichnis der schul- und volkshygienischen Literatur (Auswahlkatalog für Volksbibliotheken), besaß eine Wanderbücherei, veröffentlichte eigene Merkblätter, Merkbüchlein (z. B. „Gesundheit ist Lebensglück"), gab Schriften, eine Schriftenreihe, Bücher usw. heraus und vermittelte Material fremder Herkunft — insbesondere aus dem Deutschen Hygienemuseum — vielfach zu ermäßigten Bedingungen. Er hielt abwechselnd mit den verschiedenen Landes- bzw. Provinzialausschüssen **Tagungen** ab, auf denen Aussprachen über Fragen der hygienischen Volksbelehrung stattfanden (z. B. eine solche im Verein mit dem Bayerischen Landesausschusse über das Thema: „H. V. auf dem Lande", Nürnberg 1931[2]) und legte seine eigene und die Tätigkeit der Landesausschüsse in gedruckten **Jahresberichten** nieder. Die Monatsschrift, der „**Hygienische Wegweiser**", (später ein

---

[1] Über die nähere Organisation, die Aufgaben und Tätigkeit des Reichsausschusses vgl. auch Heft 3 der Schriftenreihe des Reichsausschusses für H. V., Berlin NW 6, und die Jahresberichte.

[2] **Seiffert**: Hygienische Volksbelehrung auf dem Lande. Schriftenreihe des Reichsausschusses für H. V. 1931, Heft 5.

vierteljährliches „Nachrichtenblatt"), der zugleich das Mitteilungs-
organ des Deutschen Hygienemuseums und der Hygieneakademie
in Dresden war, behandelte wichtige Fragen der Technik und
Methodik der H. V. und teilte Neuerscheinungen (Anschauungs-
mittel, Literatur und Film) der Öffentlichkeit mit. Die Reichs-
verbände deutscher Hausfrauenvereine und landwirtschaftlicher
Hausfrauenvereine, die deutsche Gesellschaft für Volksbäder und
der deutsche Verband für Psychische Hygiene, die Deutsche
Zentrale für den Gesundheitsdienst in der Lebensversicherung,
der Verband der beamteten Zahnärzte, die Deutsche Gesellschaft
für Krankenpflege, der Reichsausschuß für Krebsbekämpfung,
der Deutsche Verein für Gesundheitspflege, der Allgemeine
Deutsche Gewerkschaftsbund, der Verband der Sozialbeamtinnen,
die Vereinigung deutscher Arbeitgeberverbände und Vertreter
des Reichsarbeits-, Post- und Verkehrsministeriums sowie des
Reichsversicherungsamtes waren Mitglieder des Reichsausschusses.

Deutsches Hy-
gienemuseum.
Das Deutsche Hygienemuseum, seit 1930 in einem gelegentlich der Internationalen Hygieneausstellung Dresden er-
öffneten, von Meisterhand geschaffenen Neubau untergebracht,
beherbergt Schätze, die fast ausnahmslos in eigenen Werkstätten
nach eigenen Ideen entstanden sind, und ist ein nationales und
internationales Zentralinstitut hygienischer Volksbelehrung
für das gesunde Leben aller Menschen. Es stellte seinen großen
Vorrat an Lichtbildern, Anschauungstafeln, Modellen und Präparaten über die verschiedensten Gebiete der Hygiene und seine
Leihbibliothek für Vortragende den Landesausschüssen zur
Vervollständigung des eigenen, oft reichhaltigen Materials zur
Verfügung. Mit der deutschen Hochbildgesellschaft in München
unterhielt es im Kaiserin Friedrich-Haus zu Berlin eine Dauer-
ausstellung von Lehrmitteln, wie Moulagen, Wandtafeln, beweg-
lichen Modellen, anatomischen Präparaten usw. zur bequemen
Orientierung der Interessenten. Die Landesausschüsse für H. V.
versahen wieder die Provinzial- und Ortsausschüsse. Manche
Lokalstellen aber halfen sich auch mit dort hergestellten einfachen
Mitteln, ein Vorgehen, das nur zu billigen war. Ferner verlieh
das Deutsche Hygienemuseum an die Landesausschüsse Wander-
ausstellungen und beteiligte sich in großem Umfange an
Hygieneausstellungen im In- und Auslande (z. B. in Polen,
Rußland, Lettland, Holland, Dänemark, Schweden, Norwegen,
Österreich, Ungarn, in der Tschechoslowakei, in der Schweiz, in
Italien, Nord- und Südamerika). In dem ihm angeschlossenen
„Deutschen Verlage für Volkswohlfahrt" erschienen Bilder-
bücher für Kinder, Jugendschriften, eine populär gehaltene

Schriftenreihe „Leben und Gesundheit", die Zeitschrift „Praktische Gesundheitspflege in Schule und Haus", eine Anzahl von Merkblättern und eine Bibliographie empfehlenswerter Schriften. Mit dem Hygienemuseum ist eine Hygieneakademie verbunden, die vorzugsweise die Veranstaltung von Einzelvorträgen, Lehrgängen und Kursen für Laien und Fachleute in Anlehnung an das Museum und im Sinne der Lingnerschen Denkschrift[1] zur Aufgabe hat. Die Kurse sollen namentlich auch eine engere Interessengemeinschaft der Ärzte und Lehrerschaft auf diesem wichtigen Gebiete herbeiführen. Die der Akademie angegliederte Mutterschule hielt praktische Übungen in der Säuglings- und Frauenpflege und Kochkurse ab. 1932 rief sie eine Jahresschau „Wir helfen aufbauen" ins Leben, die die Abschnitte „Familie und Haus", „Ferien zu Hause" und „Vom Essen und Trinken" enthielt.

Die Bildung des Reichsausschusses und der Landesausschüsse für hygienische Volksbelehrung hatte der gesamten Bewegung ein starkes Rückgrat gegeben, da nun die Regierungen ihre Medizinalbeamten noch nachhaltiger sich dieses Dienstes befleißigen ließen und gelegentlich auch finanzielle Unterstützung gewährten. Die früher sich bisweilen durchkreuzenden privaten Unternehmungen wurden damit einheitlicher und konnten nun, für einen gegebenen Augenblick von den Zentralstellen zusammengespannt, bei Gleichheit der Methoden eine gewaltige Stoßkraft entfalten. Da in und neben diesem Gefüge die Kräfte der Kommunen und der privaten Verbände und Vereinigungen frei zu spielen vermochten, wenn nicht gerade ein besonderer, gemeinsam beschlossener Plan für eine bestimmte Aktion sie band, so blieb das Gefüge elastisch und bot der charitativen Betätigung jeden Raum.

Nach Übernahme der Regierung seitens der Nationalsozialistischen Deutschen Arbeiterpartei wurde der Reichsausschuß für H. V. in den Reichsausschuß für Volksgesundheitsdienst umgewandelt, dem nunmehr der allgemeine Wirkungskreis der Belehrung und Erziehung des Volkes zu echter Rassenhygiene und persönlicher Gesundheitspflege zukommt. Der nationalsozialistischen Weltanschauung konnte es nicht mehr genügen, allgemeine und soziale Hygiene zu treiben, d. h. den bereits geborenen und entwickelten Menschen die bestmögliche Gesunderhaltung zu verbürgen; es war bei dem Niedergang und Absterben unseres Volkes geboten, sich auch der kommenden Generation vom Gesichtspunkt der Vorsorge anzunehmen und die Erhaltung und Veredelung der rassisch wertvollen Erbmasse unseres Volkes zu

---

[1] Lingner, K. A.: Denkschrift zur Errichtung eines Nationalen Hygienemuseums in Dresden 1912.

gewährleisten. Wenn nun auch der Staat eine großzügige rassenhygienische Aufklärung in die Wege leiten kann, so bleibt dem Einzelnen doch noch viel zu tun übrig. Zunächst müssen die Einsichtigen im Volk, insbesondere auch die gebildete Jugend, des Wertes ihrer Erbverfassung sich bewußt werden, aber auch der einfache Mann in diesen Gedankenkreis hineinwachsen. Der Reichsausschuß für Volksgesundheitsdienst will eine Verbindungsstelle zwischen der Reichsregierung, insbesondere dem Reichsministerium des Innern, und der Öffentlichkeit sein. Es sind ihm der Reichsbund der Kinderreichen, die Deutsche Gesellschaft für Rassenhygiene, die Deutsche Gesellschaft zur Bekämpfung der Geschlechtskrankheiten und familienkundlich arbeitende Vereine[1] angeschlossen. Ersterer soll nationalsozialistisches, bevölkerungspolitisches Denken ins Volk tragen und der Förderung der erbgesunden, kinderreichen Familie dienen. Neben dem Reichsausschuß, der auch im Sachverständigenbeirat für Bevölkerungs- und Rassenpolitik beim Reichsministerium des Innern beratend sich beteiligt, steht als wissenschaftlich-gutachtliche Behörde das Reichsgesundheitsamt. Er ist ferner in enger Verbindung mit dem Reichsministerium für Volksaufklärung und Propaganda und der Ärzteschaft. Er will alle Bestrebungen unterstützen, die das gesamte Volk, in erster Linie Verwaltungsbeamte, Ärzte, Richter und Erzieher über die Grundlage unserer Volksgesundung unterrichten und ihnen das erforderliche Wissen auf diesem Gebiet vermitteln. Um allen Behörden, Vereinigungen usw. das notwendige Anschauungsmaterial in guter Form und mit wissenschaftlicher Grundlage zur Verfügung stellen zu können, gehört dem Reichsausschusse das Deutsche Hygienemuseum an; er übt ferner seinen Einfluß auf Firmen und Einrichtungen aus, die sich dieselben Belehrungsaufgaben gestellt haben. Die Aufklärungsmittel sollen unter Heranziehung von Kunst und Wissenschaft den Menschen innerlich so stark packen, daß über den Willen zu Erbgesundheits- und Rassenpflege hinaus auch der Wille zur Bejahung der Familie gestärkt wird. Die Belehrung, Erziehung und Aufklärung wird schon in der Schule einsetzen, aber auch den Erwachsenen, insbesondere den Erziehern zuteil werden. Unberufenen aber wird es nicht gestattet sein, über Erbgesundheits- und Rassenpflege Vorträge zu halten und Schriften zu veröffentlichen, die auf Geschäftemacherei beruhen oder gar in versteckter Gegnerschaft geschrieben sind. In diesem Bestreben wird darum der Reichsausschuß ein Wächter und Mahner

---

[1] z. B. „Der Reichsverein für Sippenforschung und Wappenkunde".

sein und der Arbeit des Reichsministeriums für Volksaufklärung und Propaganda zur Verfügung stehen. Er unterhält endlich Beziehungen zum Aufklärungsamt für Bevölkerungspolitik und Rassenpflege der deutschen Ärzteschaft, der Reichsleitung der NSDAP., der NS. Volkswohlfahrt usw. Das gemeinsame Ziel ist, das wertvollste Gut, die Volksgesundheit, zu erhalten, die Gesundheitslehre und die gesunde Lebensführung zu fördern, eine seelische und geistige Vergiftung des deutschen Volkes zu verhindern und ihm eine neue Welt- und Lebensauffassung zu geben.

Der Reichsausschuß hat somit drei große Aufgaben zu erledigen:

1. Bevölkerungspolitische Aufklärung im allgemeinen.

2. Erziehung zum gesundheitlichen Verhalten und Handeln.

3. Erziehung zum Gedanken der Notwendigkeit der Erbgesundheits- und Rassenpflege.

Der Ausschuß gliedert sich in Leitung, Geschäftsführer, Verwaltungsrat, Mitglieder und Untergruppen. Leiter, Stellvertreter und Geschäftsführer werden vom Reichsministerium des Innern ernannt. Den Verwaltungsrat bilden je ein Vertreter der Reichsministerien, der Länder und der Preußischen Provinzen, ein Vertreter des Reichsgesundheitsamtes, ein Vertreter der Ärzteschaft, ein solcher des Deutschen Hygienemuseums, der familienkundlichen Vereine (unter Leitung des Sachverständigen für Rasseforschung[1] beim Reichsministerium des Innern, der SS-Führung, der obersten SA-Führung, der Reichsjugendführung, eine Vertretung des Deutschen Frauenwerkes und je ein Vertreter der Arbeitsgemeinschaft der Krankenkassenspitzenverbände, des Deutschen Gemeindetages und der NS. Volkswohlfahrt, endlich die Leiter der Untergruppen. Dem Verwaltungsrat gehört auch eine Vertretung der Reichszentrale für Gesundheitsführung beim Reichsministerium des Innern an, die alle auf dem Gebiete des Gesundheitswesens tätigen Verbände und Vereinigungen, soweit sie durch ihre Arbeiten der Erhaltung und Förderung der Gesundheit des Einzelnen und der Gesamtheit dienen, zusammenfaßt. Durch die Einfügung des Reichsausschusses und dieser Reichszentrale in das Reichsministerium des Innern ist eine einheitliche bevölkerungspolitische Aufklärung gewährleistet. Zu Kanälen für diese Arbeit werden als Mitglieder u. a. Berufsstände und Sozialorganisationen benutzt wie die Deutsche Arbeitsfront, Bauernfront, Erzieherschaft, Rechtsfront, die Reichsstände der Industrie, des Handels, des Handwerks, die Krankenkassenspitzenverbände, die Lebensversicherungsgesellschaften. Die

---

[1] Späteres „Reichssippenamt“.

Zentrale des Reichsausschusses für Volksgesundheitsdienst spaltet sich in 13 Untergruppen auf, die sich mit der Einteilung des Tätigkeitsgebietes des Reichsministeriums für Volksaufklärung und Propaganda räumlich decken, und deren Aufbau zur Zeit noch im Gange ist. Die Leiter der Untergruppen werden vom Leiter des Reichsausschusses ernannt.

Die feierliche Begründung der machtvollen Organisation, die ihren Hauptsitz im Kaiserin Friedrich-Haus zu Berlin NW 6, Luisenplatz 2—4, hat, erfolgte am 20. November 1933 und wurde durch eine programmatische Ansprache des Reichsministers des Innern eingeleitet. Der Reichsausschuß erarbeitet Hand in Hand mit der Wissenschaft bestimmte, der jeweiligen Eigenart des darzustellenden Stoffes angepaßte Aufklärungsmittel, um sie technisch möglichst vollkommen und werbemäßig richtig in Benutzung zu bringen. Dabei müssen die richtigen Wege unter Berücksichtigung von Alter, Vorbildung, Beruf und Geschlecht gefunden werden, um die Aufklärungsmittel mit Erfolg an die Volksgenossen heranbringen zu können. Folgende Werbeverfahren werden anzuwenden sein und sind je nach den tatsächlichen Bedürfnissen auszubauen: Gelegenheitswerbung, Film, Bühnenvorstellungen oder Puppenspiele, Lehrausstellungen, Bereitstellung des notwendigen allgemeinverständlichen Schrifttums, Belieferung der Zeitschriften und Zeitungen mit wertvollen, die Aufklärungsarbeit unterstützenden Abhandlungen, Beschaffung aufklärender, künstlerisch wertvoller Plakate und Bilder, unterhaltende Formen der Belehrung und Aufklärung in den Schulen.

Der Reichsausschuß hat, um den Kreisen, die mitarbeiten, eine anschauliche Übersicht über die besten bislang hergestellten Anschauungsstoffe zu übermitteln, diese in seinen Räumen ausgestellt. Das Ziel ist in erster Linie, für die Staats- und Wirtschaftsaufgaben allmählich starke Männer und Frauen heranzubilden, die auserlesenen Geschlechtern entstammen und ihrerseits von der inneren Verpflichtung beherrscht werden, in ihrem Berufe nicht nur Charakter, bestes Wissen und Können zu zeigen, sondern auch ihrer völkischen, d. h. biologischen, Pflicht ihrem Volke gegenüber nachzukommen, indem sie rechtzeitig zur Familiengründung und zur Aufzucht von ausreichend vielen erbgesunden Kindern schreiten. Nur so werden wir zu einer für das deutsche Volk brauchbaren Führerschaft gelangen und dem Wort des Führers entsprechen:

„Der neue Staat wird ein Phantasieprodukt sein, wenn er nicht einen neuen Menschen schafft. Nicht die Machtübernahme, sondern die Erziehung des Menschen ist das wesentliche einer Revolution."

3. Volksgesundheitliche Erziehung der Jugend.

Der Weg zur volkshygienischen Belehrung des heranwachsenden Geschlechts, der Zukunft des Volkes, führt in den nationalsozialistischen Staaten durch Elternhaus, Schule und Jugendbewegung. Die Belehrung und Bildung dieser Altersklassen in gesundheitsgemäßer Lebensweise, die sich auch unter ärmlichen Verhältnissen innehalten läßt, trägt zur Gesunderhaltung des Volksganzen wesentlich bei und bedeutet für Knaben und Mädchen Stütze und Auftrieb. Im Interesse der staatlichen Ordnung aber und um von dem noch nicht fertigen Organismus ein schädigendes Zuviel abzuwehren, ist es nötig, die Belange jener drei Faktoren, zu denen ergänzend noch die Kirche tritt, weise miteinander auszugleichen.

Das Elternhaus, Hort und Fundament der Familie, gibt den Kleinen die erste Erziehung oder sollte sie ihnen wenigstens geben. Hier empfangen sie die nachhaltigsten Eindrücke des Lebens. Bei der weitverbreiteten Verständnislosigkeit geschieht in hygienischer Beziehung hier indessen noch wenig. In einer größeren Zahl von deutschen Haushaltungen aber wird doch bereits ein gewisser Grund gelegt, auf dem die Schule weiter aufbauen kann. Gesundheitsregeln, wie die Notwendigkeit von Zähneputzen, Gurgeln, Waschen, Kämmen und überhaupt von Reinlichkeit, langsam zu essen und dabei ordentlich zu kauen, nichts mehr in den Mund zu nehmen, was auf den Fußboden gefallen ist, den Hund nie an die Schnauze zu fassen und sich von ihm auch nicht lecken zu lassen, sich zu melden, wenn ein „kleines oder großes Geschäft" verrichtet werden muß, den Drang hierzu nicht zu unterdrücken, Rücksichtnahme auf die Umgebung bei Husten und Niesen (Grippe, Tuberkulose!) zu üben und dergleichen mehr, werden Kindern schon in frühen Lebensjahren zunächst durch Gewöhnung und Befehl, dann durch Erklärung beigebracht. Das Aussehen von Herz, Niere, Blut, Leber, Gehirn, Arm, Bein, Kopf usw. lernen sie beim Essen von Geflügel oder anderen Tieren oder an sich selbst. Mit dem Begriff „Kranksein" verbindet schon das Kleinkind das Kommen des „Onkel Doktor", ein Ideenzusammenhang, der sich bekanntlich später manchmal lockert. Kurz, ohne gesundheitliche Anleitung, in der das Beispiel des Erwachsenen eine große Rolle spielt, kommen diese Kinder nicht in die Schule. Vom Schulunterricht wünschen wir dann die weitere Entwicklung des Wissens und der Übung, die im Elternhaus in Übereinstimmung mit der Schule fortzusetzen ist, so daß künftig einmal in allen deutschen Familien eine solche häusliche Vorbildung der Kinder gegeben sein würde, zumal die Belehrung in der Schule vielfach auch eine Belehrung der Eltern durch die Kinder mit sich bringen wird.

Die Deutsche Schule, durch deren Volksschulen rund 95% der deutschen Kinder gehen, hatte den Wert gesundheitlicher Aufklärung schon längst erkannt und sie in ihren Lehrplänen in gewisser Weise auch berücksichtigt[1]. Sie bietet hierfür auch mannigfache Gelegenheit: körperliche Reinlichkeit, Zweckmäßigkeit der Kleidung, Zimmertemperatur, Körperhaltung, frische Luft und Sauberkeit im Zimmer, Bewegung im Freien, Enthaltung von Alkohol, Nikotin usw. Nur war die früher übliche Lehrmethode mehr darauf abgestimmt, den Schülern ein nicht unbeträchtliches Wissen vom Bau des menschlichen Körpers und seinen Verrichtungen einzuprägen. Da diesen Kenntnissen aber kaum Beziehungen zum praktischen Leben gegeben wurden, gingen sie größtenteils bald wieder verloren. Der Hauptwert muß also darauf gelegt werden, daß die Zöglinge eine gesundheitliche Lebensführung erlernen, daß sie aus eigenem Willen die notwendigen Gesundheitsregeln ständig beobachten und während der Schulzeit immer wieder üben, und daß sie zur Mitarbeit an der Volksgesundung sich verpflichtet fühlen. Dabei sind ihnen die anatomischen und physiologischen Tatsachen nur insoweit zu erläutern, als das Verständnis verlangt. Diese Lehren sollen ihnen aber nicht nur in den naturwissenschaftlichen Stunden und während der Leibesübungen eingeflößt werden, sondern den gesamten Unterricht durchtränken. Wo immer die Gelegenheit zu solchen Hinweisen sich ergibt, ist sie zu ergreifen. Damit kann man, wie es z. B. in Amerika mit Erfolg geschieht, bereits in den untersten Klassen beginnen, indem man sich des Spiels und der Phantasie als Mittel zur Aneignung bedient. Von Anbeginn ist den Kindern einzuhämmern, daß soziales Empfinden nicht eine Gemütswallung, sondern eine tiefinnerliche Angelegenheit des Herzens sei. Man wird in den späteren Schuljahren die Lektion der wachsenden Einsicht für die Wirklichkeit anpassen. In den obersten Klassen der Volks- und Mittelschulen wären schließlich Gesichtspunkte moralischer Pflichten, wie z. B. die gesundheitliche Selbstverantwortung, freiwillige Pflichtenübernahme im Dienste des Volksganzen, bewußte Gestaltung gesundheitsgemäßer Lebensweise zur Geltung zu bringen und Erblehre und Rassenhygiene, individuelle Gesundheitsberatung wenigstens in großen Zügen zu behandeln. In den obersten Klassen der

---

[1] Vgl. z. B. die Richtlinien des Preußischen Ministers für Wissenschaft, Kunst und Volksbildung für die Lehrpläne an Volks-, Mittel- und Höheren Schulen über Erteilung des Unterrichts in der Gesundheitslehre vom 15. Oktober 1922 bzw. vom 6. April und 1. Juni 1925. In Bayern ist die Hygienische Ausbildung der Lehrer seit 1912 obligatorisch und die Hygiene ist mündliches und schriftliches Prüfungsfach.

Höheren Schulen müßten aber auch bevölkerungspolitische und volkswirtschaftliche Betrachtungen, der Wert der Ahnenkunde vermittelt und das Anlegen von Ahnentafeln und Familienstammbüchern geübt werden. Es seien hier auch aus dem Seelenleben des Einzelnen wie des Volkes geschöpfte Beobachtungen dem Übergewicht der Technik und Rekordsucht und der materialistischen Einschätzung von Wohlleben und Reichtum entgegenzuhalten. Jedenfalls hat der Unterricht so früh als möglich gefühlsmäßig und verstandesmäßig den Rassegedanken in die Jugend hineinzutragen und muß unter dem Leitbild des deutschen Erbgutes erfolgen. So erzieht die Belehrung in der gesamten Volkshygiene zu rassebewußter, gesunder Denkungsart und entsprechendem Handeln mit gerader Richtung auf ein gesundes Volkswesen. Nach unseres Führers Wort soll kein Knabe und kein Mädchen die Schule verlassen, ohne zur letzten Erkenntnis über die Notwendigkeit und das Wesen der Reinheit des Blutes geführt worden zu sein, denn damit erst wird die Voraussetzung für die Erhaltung der rassemäßigen Grundlagen unseres Volkstums geschaffen und durch sie wiederum die Sicherung der Vorbereitungen für die spätere kulturelle Weiterentwicklung getroffen.

Die Gelegenheit zur praktisch-hygienischen Einwirkung auf die Schüler ergibt sich beim Turnen, Schwimmen, Singen, bei Spielen, Schulwanderungen usw. Weitere Anregungen können die Lernenden durch Lektüre, Anschauungsbilder, Modelle, Versuche in den naturwissenschaftlichen Unterrichtsstunden, durch Besichtigungen von Fürsorgestellen, Krankenanstalten, industriellen Werken und deren Wohlfahrtseinrichtungen erhalten. In den Fach- und Fortbildungsschulen wäre der Unterricht auf gewerbehygienische Belehrung, in landwirtschaftlichen Winter- und Molkereischulen auf Milchhygiene auszudehnen. Das Interesse der Schüler wäre durch Wettbewerbe (Aufsätze, Zeichnungen usw. über hygienische Fragen) mit Prämiierung der besten Arbeiten zu wecken und zu unterhalten, wie es der Reichsausschuß für H. V. seinerzeit bereits übernommen hatte.

Ein erfreulicher Anfang mit praktisch-hygienischer Ausbildung ist seit Jahren durch den Unterricht in der Säuglings- und Kleinkinderpflege in den Preußischen Volks-, Mittel- und Höheren Mädchenschulen und in den Mädchenfortbildungsschulen Sachsens gemacht worden, nachdem Lehrerinnen hierfür ausgebildet waren.

Auch der Aufenthalt von Kindern in Kindergärten und Spielschulen kann für eine einfache gesundheitliche Belehrung, der von Insassen der Erholungsheime, Sanatorien usw. zu einer umfassenden benutzt werden.

Neben der theoretischen und praktischen volkshygienischen Erziehung in den Schulen geht in nationalsozialistischen Staaten eine solche durch die Jugendbewegung einher. In Deutschland sind die Träger dieser Bewegung im Schulalter und darüber hinaus Hitlerjungvolk und Hitlerjugend. Ihre Kameradschaft zerbrach alle Klassenunterschiede in ihren Reihen und stellte sich mit 21 Todesopfern von 12—16jährigen Jungen würdig in die Reihe der Frontkämpfer des neuen Reiches. Sie will begeistert auch weiterhin ihre Kräfte und Fähigkeiten dem Dienste des Führers weihen, ist nunmehr die einzige Jugendbewegung Deutschlands geworden und hat gleich der Schule die körperliche und seelische Ertüchtigung der Volksgenossen von 10—18 (der Mädchen bis 21) Jahren auf ihre Fahne geschrieben. Da die Bewegung ungemein schnell anwuchs, konnte ihre gesundheitliche Durchorganisation mit dem Zustrom zunächst nicht gleichen Schritt halten, es fehlte ihr auch die genügende Zahl ärztlicher Kräfte, die auf Übermüdungs- und Überanstrengungserscheinungen durch zu lange Märsche, zu schweres Gepäck, auf die nötige Vorsicht bei Kinderversendungen, Übernachten in Zelten bei nasser oder kalter Witterung, auf zweckmäßige Verpflegung und Bereitstellung einwandfreien Trinkwassers, auf ausreichende Vorkehrungen bei Unglücksfällen und plötzlichen Erkrankungen und eine vorgebildete Aufsicht namentlich bei den gesundheitlich besonders gefährdeten Kindern von 10—14 Jahren hätten aufmerksam machen können. Indessen wird die in jüngster Zeit durch die Bannärzte in Angriff genommene dreimonatige Ausbildung von „Feldscherern", die ein theoretisches Wissen und praktisches Können in einer Prüfung über Bau und Funktionen des menschlichen Körpers und seiner Organe sowie in der ersten Hilfe und über einfache Schutz- und Hilfsmittel gegen Infektionskrankheiten nachweisen müssen, den Eltern und der jungen Gemeinschaft Beruhigung bringen und Lagerleben und Fahrten ungefährlich gestalten. Die meist unzureichend finanzierten Reisen von Fahrtgenossenschaften des Jungvolks in fremde Länder bedürfen, wenn nicht die Einladung eines befreundeten Staates vorliegt, unter allen Umständen ärztlicher Betreuung. Ohne diese wären sie ein Abenteuer und zu verbieten, zumal das eigene Vaterland soviel Schönes, den Kindern noch Unbekanntes darbietet und auch besseren Schutz gegen Klimaeinflüsse, Erkrankungen und Verunglückungen gewährt. Alles dies hätte auch für die Jungmädel im Bunde deutscher Mädel und diese selbst zu gelten, wobei natürlich zur gesundheitlichen Belehrung und Beaufsichtigung „Feldschererinnen" und Ärztinnen zu wählen sind. Die Bearbeitung der Organisation des Sanitätsdienstes und der Gesundheitsführung ist bereits in Angriff genommen. Praktisch-hygienische Belehrung will das Sozialamt der Hitlerjugend den Jungarbeitern, die 70% ihres Gesamtbestandes einnehmen, bei der Berufswahl, Berufsausbildung, im Arbeitsdienst, in der Landhilfe und am Arbeitsplatz zuteil werden lassen, überhaupt aber gesundheitlich gefährdete und hilfsbedürftige Jungen und Mädel kinderreicher und sozial schlechtergestellter Eltern in jeder Hinsicht fördern. Auch hier aber ist die sachverständige ärztliche Hilfe nicht zu entbehren, denn die Gesundheit unserer spärlichen deutschen Jugend ist ein kostbares, sorgsam zu hütendes Gut. Bezüglich der Frage der Überanstrengung und Beeinträchtigung der Nachtruhe sowie der Häufigkeit der Fahrten hat der Reichsminister des Innern zum Schutze der Schuljugend Ende 1933 eine Verordnung an die Länderregierungen erlassen und den Reichsjugendführer, den Reichssportführer und den Führer der Deutschen Arbeitsfront um nachdrückliche Unterstützung ersucht. Ein enges Hand-in-Hand-Arbeiten zwischen den zentralen und lokalen Gesundheitsbehörden mit den entsprechenden Stellen der Jugendbewegung ist unter allen Umständen vonnöten. Eine weitere gesundheitliche Sicherung erbringt der Erlaß des Reichsministers des Innern „Über die gesundheitliche Betreuung der Hitlerjugend" vom 6. März 1934.

Diese Durchbildung würde sich dann in den Lagern des freiwilligen Arbeitsdienstes[1] (auch des Frauenarbeitsdienstes) und anderen Lagern[2], in den verschiedenen Führerausbildungsstätten[3], in der SA und SS, in der Deutschen Arbeitsfront und in den 16 Sportsäulen des Reichssportführers fortsetzen. Die deutschen Universitäten, die Technischen, Landwirtschaftlichen, Tierärztlichen, Forstlichen, Philosophisch-theologischen Hochschulen, Handelshochschulen, Bergakademien, Gewerbehochschulen und

---

[1] Unter den Führern der jetzt rund 250 000 Dienstleute soll in 13 Führerschulen noch eine besonders sorgfältige Auslese getroffen werden.

[2] Von Ostern 1934 haben die neuen Studenten vier Monate Arbeitsdienst und sechs Wochen SA-Lagerdienst, die Studentinnen 26 Wochen Arbeitsdienst pflichtmäßig zu verrichten. Die Abiturienten der deutschen Mittelschulen werden wie im Vorjahr im Werkhalbjahr Gelegenheit zur Teilnahme am Arbeitsdienst haben.

[3] Das Preußische Ministerium für Wissenschaft, Kunst und Volksbildung führte ein neuntes Volksschuljahr als Landjahr ein. Das von diesem Ministerium geschaffene Zentralinstitut für Erziehung und Unterricht richtete in 18 ländlichen Kreisen Führungslager zu je 100 Personen ein, die nach Ausbildung mit je einem Helfer geschlossene Landheime für je 30 Stadtkinder leiten und diese auch rassekundlich und hygienisch erziehen sollen. Die Lager unterstehen der Aufsicht der Landjahrbeauftragten (NSLB) bei den Oberpräsidenten. Die zuständigen Bezirks- und Kreisbehörden (z. B. auch Kreisarzt und Schulrat), die Gauleiter der NS-Volkswohlfahrt, die Kreisbauernführung sind beteiligt.

Hochschulen für Lehrerbildung (früher Pädagogische Akademien) verlangen vor der Zulassung zu den Prüfungen den Nachweis nationalsozialistischer Weltanschauung und körperlicher Tauglichkeit. In Preußen ist der Hochschulsport unter einheitliche Leitung gebracht. Die Institute für Leibesübungen an den Universitäten sind für alle Fragen der rein körperlichen Erziehung zuständig, auch soweit sie Voraussetzung für den SA-Dienst sind. Ihnen liegt auch die Durchführung der für alle männlichen und weiblichen Studierenden verbindlichen Leibesübungen und die Turnlehrerausbildung ob. Auf Anforderung des zuständigen SA-Hochschulamtes für Hoch- und Fachschulen übernehmen sie ferner den sportlichen Teil der Lagerausbildung der Studierenden während der Semesterferien. Demgegenüber pflegt das SA-Hochschulamt die mit SA-Sport bezeichnete SA-dienstliche Ausbildung der Studenten, soweit sie nicht die rein körperlichen Belange betrifft. Beiden Ämtern ist engste Zusammenarbeit zur Pflicht gemacht.

Da die Beherrschung und Stählung des Körpers auch seelische und charakterliche Eigenschaften wie straffen Willen, Entschlußkraft, Umsicht, Gemeinschaftsgeist und Kameradschaftssinn reifen läßt, ja schließlich eine völlige Harmonie zwischen Körper und Seele zu erreichen vermag, darf man in den deutschen Schulen diese Leistung hinter der Anerkennung der geistigen Leistung im Denken und Wissen nicht wesentlich zurückstellen.

Gegenüber solchen, von herbem, lebenspendendem Saft durchströmten Grundsätzen in den deutschen Schulen erscheinen diejenigen des Internationalen Erziehungskongresses, der im Jahre 1925 tagte, blutarm und schwächlich. Die Entschließungen, die bei der Einstellung der Teilnehmer in liberalistischem Sinne sich ganz auf das Individuum beziehen, lauteten:

1. Da die Bildung von Gesundheitsgewohnheiten beim Kinde sehr wesentlich abhängig ist von den Eindrücken im frühen Lebensalter, ist es im hohen Maße wünschenswert, daß der Gesundheitsunterricht, besonders der unteren Klassen, dies besonders berücksichtigt und die Forderung der Gesundheitspflege eine Forderung der Schönheit, Stärke und Freude darstellt.

2. In der Annahme, daß Gesundheitsgewohnheit im jugendlichen Alter als ein wesentlicher Teil aller Erziehung betrachtet werden muß, müssen wir Wert darauf legen, daß jede Form des Schulunterrichts in dieser Hinsicht benutzt wird.

3. Da die Kenntnis von Tatsachen nicht allein für die volle geistige Erfassung persönlicher Gesundheitsgewohnheiten, sondern auch als Vorbereitung für das in späteren Jahren anzuerziehende

Verantwortungsgefühl notwendig ist, müssen die wissenschaftlichen Tatsachen in Verbindung mit dem sonstigen Schulunterricht gelehrt werden. Dieser Gesichtspunkt muß vor allen Dingen in den höheren Klassen maßgebend sein.

Mit der geschilderten äußeren und inneren Umformung des deutschen Unterrichts, die allein imstande ist, von den Regeln der Volkshygiene durchdrungene Persönlichkeiten zu schaffen, sind die einsichtigen Pädagogen durchaus einverstanden. Erhalten die werdenden Lehrer bereits in ihrem Ausbildungsgange eine solche Unterweisung und die jetzt im Amt befindlichen eine entsprechende Fortbildung durch volkshygienische Sachverständige, so werden sie bei ihrer Liebe zu der ihnen anvertrauten Jugend auch in der neuen Lehrweise das Beste leisten und die Heranwachsenden aus der Enge der Schulstube in das gesunde deutsche Leben hinausführen. Durchweht ein frischer und fortreißender Geist den Unterricht, so werden die Kinder ihn nie vergessen, zumal sie die heilsamen Folgen zum Teil schon am eigenen Leibe erfahren. Wichtig ist aber, daß die Lehrer nicht nur als Unterrichtsbeamte tätig sind, sondern auch durch eigenes Beispiel die Lehren den Schülern vorleben.

Daß neben der Lehrerschaft, der der Löwenanteil bei dieser Arbeit zufällt, die Schulärzte, der Medizinalbeamte und in besonderen Fragen auch vielleicht der eine oder andere Facharzt ihre bisherige Wirksamkeit in den Schulen fortsetzen, ist selbstverständlich. Ärzte und Lehrer sind auf diesem Gebiete geschworene Bundesgenossen.

Wie etwa die nötigen Gebiete des Wissens und der seelischen wie körperlichen Leistung auf die verschiedenen Schulklassen und Schularten zu verteilen sind, wäre hier nicht näher zu erörtern. Es ist Aufgabe der zentralen Schulaufsichts- und Medizinalbehörden der Länder unter Zuziehung von Vertretern der Lehrerschaft, von besonders erfahrenen Medizinalbeamten und Fürsorgeärzten, Professoren der Rassen- und Erbhygiene sowie der allgemeinen Hygiene und Leitern von Gemeindeverwaltungen, sich über die Richtlinien für die Ausgestaltung dieses Unterrichts zu verständigen. Da die Hauptinstanzen sich davon überzeugt haben, daß man ihn besonders in den neuen Lehrstoffen nach einer anderen Lehrmethode und verändertem Lehrplan erteilen müsse als bisher, kann eine Einigung kaum Schwierigkeiten bieten. Der Studienplan für Lehrer und Lehrerinnen wird von den zuständigen Ministerien festzusetzen sein. Insbesondere muß für eine gründliche Ausbildung der Turnlehrer auf allen Gebieten der geistigen und körperlichen Erziehungslehre gesorgt werden. Den oben ausgeführten Gedanken über die Methode des hygienischen Schulunterrichts entsprach bereits der Erlaß der Preußischen Minister für Wissenschaft, Kunst und Volksbildung und für Volkswohlfahrt vom 10. Februar 1926. Es wurde festgestellt, daß die früheren Lehrgänge für Lehrer nicht die erforderliche Ausgestaltung und Ausbreitung erhalten konnten, so daß sie hinter dem Bedürfnis zurückblieben, und daß die gesamte Lehrerschaft auch jetzt noch nicht erfaßbar sei. Unter Beachtung der Richtlinien für die Lehrpläne in der Gesundheitslehre seien nun aber, vorläufig versuchsweise, in jedem Regierungsbezirk (Provinz) alle im Amt befindlichen Lehrer und Lehrerinnen eines Stadt- oder Landkreises oder nur eines Teiles davon zu einem hygienischen Lehrgang zusammenzurufen, der auf 4—5 Monate wenigstens eine Stunde wöchentlich einnähme und von hygienisch geschulten Ärzten abzuhalten wäre. Die Anordnung solle durch die Regierungen (Provinzialschulkollegien) unter Beteiligung des Regierungs- und Medizinalrates ergehen, und zwar im Benehmen mit den in Betracht kommenden Stellen der öffentlichen und privaten Wohlfahrtspflege, den Schulverbänden und den Vertretungen der Lehrerschaft. Für solche Unterweisungen der Lehrer und Lehrerinnen boten die im Auftrage des Reichsausschusses und der Landesausschüsse für hygienische Volksbelehrung herausgegebenen Lehrbücher der Gesundheitslehre in der Schule[1] und in den Fach- und Fortbildungsschulen[2] eine ausgezeichnete Grundlage. Nunmehr wäre hier in erster Linie die Rassenhygienische Fibel[3] gegen die Unkenntnis auf diesem Gebiete ins Treffen zu führen, ferner die Schriften „Volk und Rasse"[4], „Rassenpflege und Schule"[5], „Rassenpflege, Erblehre, Familienkunde"[6]. Zu erwähnen wäre hier auch noch die Anweisung für die Lehrerschaft „die Tuberkulose und ihre Bekämpfung durch die Schule"[7] und das Hessische Gesundheits-Rechenbuch[8], in dem Fingerzeige für Lehrer, Schüler und Eltern gegeben werden,

Im Amt befindliche Lehrpersonen.

---

[1] Adam, Lorentz u. Metzner: Lehrbuch der Gesundheitspflege und der Gesundheitslehre in der Schule. Leipzig: Quelle & Meyer 1930.

[2] Adam, Lorentz u. Engel: Gesundheitslehre für Fach- und Fortbildungsschulen. Leipzig: Vogel 1926.

[3] Jörns u. Dr. Schwab: Rassenhygienische Fibel. Berlin: Alfred Metzner 1933.

[4] Dr. Staemmler: Verlag für soziale Ethik und Kunstpflege, Berlin SW61.

[5] Dr. Staemmler: Verlag H. Beyer u. Söhne, Langensalza.

[6] Dr. Hoffmann: Verlag Kurt Stenger, Erfurt.

[7] Braeuning u. Lorentz: Die Tuberkulose und ihre Bekämpfung durch die Schule. 3. Aufl. Berlin: Julius Springer 1926.

[8] Gerbig: Hessisches Gesundheitsrechenbuch. Hrsg. durch die Hessische Wanderausstellung für Gesundheitspflege und soziale Fürsorge, Abt. Hygienische Volksbelehrung, Darmstadt, Stiftsstr. 45, 1931.

wie man den Rechenunterricht in den Dienst der gesundheitlichen
Belehrung und Erziehung, z. B. über billige und doch zweckmäßige
Ernährung (Roggenbrot statt Weizenbrot u. a.) stellen kann.

Der Reichsausschuß für H. V. veranstaltete Einführungs-
lehrgänge für Schulaufsichtsbeamte, Lehrer und
Lehrerinnen in enger Fühlung mit den Landesbehörden und
gewerbehygienische Lehrgänge für Lehrer und Lehrerinnen in Berufs- und Fachschulen für Gewerbe und Handel
in Verbindung mit der Deutschen Gesellschaft für Gewerbehygiene. Er gab für Lehrerfortbildungskurse in Ländern und
Provinzen Geldmittel her. So fanden z. B. in Berlin in den Jahren
1930 und 31 derartige Lehrgänge statt, mit denen Besichtigungen
vorbildlicher hygienischer und sozialpädagogischer Einrichtungen
verbunden waren. Im Jahre 1929 hielt er in Gemeinschaft mit der
Vereinigung für Schulgesundheitspflege des Berliner Lehrervereins
gelegentlich des „Deutschen Lehrertages" eine Nebenversamm-
lung über das Thema „Lehrerschaft und Hygiene" mit Vorträgen
über die Aufgaben der Lehrerschaft in Gesundheitslehre und -pflege
ab. Er vermittelte einwandfreie hygienische Literatur für Lehrer-
und Schulbibliotheken, gab einen Auswahlkatalog für Volks-
büchereien unter kritischer Besprechung der erschienenen Bücher
heraus und stellte Wanderbibliotheken zusammen.

Um die Schulaufsichtsbehörden für eine erfolgreiche Aufklärungsarbeit in den Schulen zu interessieren, wurden von der
Schulabteilung des Preußischen Landesausschusses für
H. V. Lehrgänge für Schulaufsichtsbeamte bereits im Anschluß
an die Reichsgesundheitswoche von 1927 eingerichtet. Weitere
Kurse fanden für Junglehrer und -lehrerinnen in der allgemeinen
Gesundheitsbelehrung und für Lehrer und Lehrerinnen anläßlich
der Berliner Ausstellung „Ernährung" zur Einführung in die Ernährungslehre statt[1]. Auch von anderen Landes- oder Provinzialausschüssen wurden solche Kurse ins Leben gerufen, so in
den Jahren 1930 und 31 in Sachsen, Württemberg, Baden,
Hamburg, Mecklenburg-Schwerin, Braunschweig, Lippe, Lübeck
bzw. in den Preußischen Provinzen Ostpreußen, Brandenburg, Pom-
mern, Grenzmark, Ober- und Niederschlesien, Sachsen, Schleswig,
Hannover, Westfalen, Nassau-Wiesbaden und in der Rheinprovinz.
Neuerdings hält das „Zentral-Institut für Erziehung und

---

[1] Die weiteren Fortschritte in Preußen schilderte Ministerialrat Dr.
Koenig vom Ministerium für Volkswohlfahrt in Nr. 1 u. 2 der Volkswohlfahrt von 1929. Berlin: K. Heymanns Verlag. — Ferner Berger u. Ebner
in den Veröffentlichungen auf dem Gebiete der Medizinalverwaltung.
Berlin: Richard Schoetz 1929.

Unterricht in Berlin Lehrgänge in Rassenhygiene und Erb-
pflege ab. Die Aus- und Fortbildung der Lehrpersonen auf gesundheitlichem Gebiet ist somit bereits stark in Fluß gekommen. Die
Kurse können kurz sein, da die Lehrer in der Lage sind, auf Grund
von Anregungen und Richtlinien sich selbst fortzubilden.

In ähnlichem Sinne werden die Kirchenbehörden vorgehen
müssen, wenn die Geistlichen an dem Aufklärungswerk zweck-
dienlich mitarbeiten sollen.

Die vom Reichstag am 22. Januar 1926 angenommene Entschließung des Reichshaushaltausschusses vom 13. Juni 1925
(Reichstagsdrucksache 999, III. Wahlperiode 1924/25), „die
Reichsregierung zu ersuchen, in geeigneter Weise darauf hinzuwirken, daß in den oberen Klassen der Volks-, Mittel- und Höheren
Schulen Gesundheitsunterricht als Pflichtfach eingeführt wird",
erstrebte eine wünschenswerte Vereinheitlichung für das ganze
Reich. Doch mußte schon damals hervorgehoben werden, daß
die Beschränkung auf die höheren Klassen viel zu eng war. Es ist
vielmehr, wie wir bereits sahen, von früh auf mit der Erziehung
zu beginnen. In der letzten Klasse erfordert außerdem die Verarbeitung schwerer anderer Lehrstoffe und in den Mittel- und
Höheren Schulen auch die Vorbereitung auf die Übergangsprüfung
oder das Schlußexamen so viel Zeit, daß der volks-hygienische
Unterricht zu kurz käme. Vorschläge über die Ausübung der praktischen Gesundheitsunterweisung in der Schule sind von Seiffert[1]
und Uhlenhuth[2-4] gemacht worden, denen im ganzen wohl jeder
Hygieniker beipflichten wird, wenn sie wie jetzt auf die gesamte
Volkshygiene Ausdehnung findet. Das Ausland, abgesehen von
Italien, schiebt noch immer den Wert des Einzelichs zu sehr in
den Vordergrund[5]. Der Reichstagsausschuß für das Unterrichts-
wesen beschloß im Jahre 1927, daß das Reichsministerium des
Innern und die Preußische Unterrichtsverwaltung unter Beteiligung des Reichsgesundheitsamtes Richtlinien über die gesundheitliche Belehrung von Lehrern und Schülern entwerfen solle,

---

[1] Seiffert: Die praktische Gesundheitsunterweisung in der Schule.
Bayer. Lehrerztg 1924 Nr. 46. Hier werden auch besonders die Mittel besprochen, mit denen die Kinder interessiert werden sollen.

[2] Uhlenhuth: Erweiterte Diskussionsbemerkungen auf der Landes-
versammlung zur Bekämpfung der Tuberkulose, Baden-Baden am 8. November 1925.

[3] Uhlenhuth: Über die hygienische Ausbildung der Lehrerschaft. Soz. hyg.
Mitt., Z. f. Gesundheitspolitik u. Gesetzgebung. Karlsruhe: C. F. Müller.

[4] Uhlenhuth u. Seiffert: Ist die hygienische Ausbildung der Lehrer
notwendig und durchführbar? Med. Klin. 1924 Nr. 22.

[5] Dufestel: L'Enseignement de l'Hygiène à l'Ecole primaire. La Mé-
dicine scolaire, Nr. 6, juin 1925.

die mit den Ländern alsdann zu vereinbaren wären. Diese Richtlinien für Lehrer und Lehrerinnen (auch Fachlehrer usw.)
und für Schüler sind vom Reichsgesundheitsamt unter Zuziehung zahlreicher Sachverständiger ausgearbeitet worden und
haben die Zustimmung der Unterrichtsverwaltungen der Landesregierungen gefunden. Eine reichseinheitliche Regelung der gesundheitlichen Volksbildung in den Schulen ist somit zustande
gekommen und wird für die heranwachsende Jugend allmählich
segensreiche Früchte tragen, muß aber hinsichtlich eines Pflicht-
fachs: Bevölkerungspolitik, Rassen- und Erbgesundheitspflege ergänzt werden. Der Reichsausschuß für H. V. förderte den hygienischen Unterricht auch in den Volkshochschulen durch Aufstellung
von Lehrplänen und Vermittlung von geeigneten Vortragenden[1].
Preußische Ministerialerlasse aus dem Jahre 1927 ordneten an, daß
in den gewerblichen Berufs- und Fachschulen eine Aufklärung über
Kurpfuschertum[2] und Geheimmittelunwesen gegeben werde und
auch die Schulkinder gelegentlich der Unterweisung in der
Gesundheitsfürsorge über die durch Kurpfuscherei entstehenden
Gesundheitsschädigungen planmäßig unterrichtet würden. Auf
der Tagung des Preußischen Landesausschusses für H. V. in
Hannover 1930 wurden im Verein mit den Hygienedozenten an
den Lehrerausbildungsanstalten für diesen Unterricht folgende
Leitsätze aufgestellt: „Je tiefer die Belehrungen gehen, desto
geringer werden die Möglichkeiten zu späterer Kurpfuschertätig-
keit der Lehrerschaft sein. In der Ausbildung darf die Betonung
des Körpers neben den geistigen Belangen nicht zu kurz kommen.
Für die allgemeine Hygiene sind einschließlich Anatomie und
Physiologie vier Stunden anzusetzen. Die Erste Hilfe ist in die
Leibesübungen miteinzubeziehen. Die Hygiene ist als Prüfungsfach zu fordern."

Die große Bedeutung, die die Berufsschule für die hygienische
Aufklärung der heranwachsenden Jugend besitzt, bewog den
Reichsausschuß für H. V., mit den Berufsschulen in eine innigere
Verbindung zu treten. Im Jahre 1931 hatten sich bereits 500 Be-
rufsschullehrer bereit erklärt, die Mittlerschaft zwischen dem
Reichsausschuß und den einzelnen Schulen aufzunehmen, den
Lehrern an diesen in allen Fragen der Gewerbehygiene und
Gesundheitspflege als Auskunftsstelle zu dienen und darauf

---

[1] Vgl. Bericht „Die Ausbildung der Lehrer und Lehrerinnen in der
Hygiene auf den Lehrerbildungsanstalten" bei der vom Reichsausschuß
für H. V. am 27. November 1930 veranstalteten Zusammenkunft der
Hygienedozenten an den Lehrerbildungsanstalten.

[2] Die Universität Berlin hielt im Winter 1932/33 eine Aufklärungswoche
über das Kurpfuscherunwesen für Studierende und Assistenzärzte ab.

hinzuwirken, daß hygienische, insbesondere berufshygienische
Fragen beim Unterricht ausreichend berücksichtigt würden. Die
Reichsarbeitsgemeinschaft für alkoholfreie Jugend-
erziehung veranstaltete in deutschen Schulen allerart Reichsschulwochen zum Zweck der Aufklärung der Jugend über die
Schäden des Alkoholismus. Von der Reichsanstalt für
Arbeitsvermittlung und Arbeitslosenversicherung war
den Arbeitsämtern nahegelegt worden, die Bestrebungen des
Reichsausschusses und der Landes- und Provinzialausschüsse für
H. V. zu unterstützen, die zur hygienischen Belehrung der
erwerbslosen Jugendlichen gesundheitliche Vorträge in die
allgemeinen Lehrgänge der Arbeitsämter z. B. für das Haus-
wirtschaftspersonal einschalteten. Auch mit den Volkshochschulen war der Reichsausschuß für V. H. nach solcher Richtung
hin in Fühlung getreten.

Zukünftige
Lehrpersonen.   Die Ausbildung der zukünftigen Lehrer in der Volksgesundheits-
lehre als Pflichtfach ist in Preußen den Hochschulen für Lehrerbildung, in den anderen deutschen Ländern den betreffenden
Lehrerausbildungsstätten übertragen.

Bleiben wir uns aber dessen eingedenk: Nicht wer erzieht,
sondern wer erzeugt die nächsten Geschlechter, das ist die
Schicksalsfrage, die über Sein und Nichtsein jeder Art, jeder Rasse,
jedes Volkes schließlich allein die Entscheidung fällt (W. Siemens).

4. Volksgesundheitliche Belehrung der Massen.

Unkenntnis
volkshygieni-
schen Lebens in
den breiten
Massen.   Von einer Durchdringung des ganzen Volkes mit volkshygienischen Lehren sind wir noch weit entfernt. Reifere Jugend und
Erwachsene, Männer und Frauen, Hand- und Geistesarbeiter
bedürfen vor allem des Verständnisses für die umfassende familien-
politische Gesetzgebung der nationalsozialistischen Reichsregierung. Man darf diese Gruppen der Bevölkerung wohl in etwas
entschuldigen. Bevölkerungspolitik, Pflege von Rasse und Erbgut
waren ihnen bisher unbekannte Größen. Weder von der kaiserlichen
noch den marxistischen Regierungen wurde die eigentliche Lebens-
frage unseres Volkes jemals als irgendwie brennend angesehen.

Schon lange vor dem Großen Kriege hatten zwar Statistiker
und Verwaltungsmediziner in dem fortschreitenden Geburtenrückgang bei mittlerer Sterblichkeit erkannt, daß in näherer
Zukunft der Staatsleitung bezüglich der Erhaltung der Volkskraft
ernste Sorgen erwachsen würden. Ihre Warnrufe aber verhallten
ungehört im Braus der materialistischen Woge, die nach der
Niederlage im Taumel der Inflation und im Galgenhumor ver-
zweifelter Verelendung ihren Gipfel erreichte. Die Verantwort-

lichen drückten sich um die unbequemen Tatsachen herum und huldigten wie die gesamte Öffentlichkeit dem alten Schandwort: „Nach uns die Sündflut!" Von der alleinrichtigen Auffassung, daß ein Volk zugrunde gehen könne, auch wenn es die allgemeine und die „Sozialhygiene" sich angelegen sein lasse, war bis vor kurzem selbst in den sogenannten gebildeten Kreisen nicht einmal die Rede. Auch heute sind noch allzu viele im Geist der alten Zeit verstrickt und können sich von dem Gedanken, daß das Individuum den Vorrang besäße, nicht befreien. Sie halten achselzuckend den weiteren Geburtenabsturz für ein unabwendbares Ereignis, das ja auch in anderen Kulturstaaten zu beobachten sei, verkriechen sich in den Trugschluß, daß die starke Abnahme der Sterblichkeit alles wettmache, und sind mit der Verlängerung des Durchschnittslebensalters als einer Errungenschaft der hygienischen Kultur selbstsüchtig zufrieden. Sie verschließen ihre Augen gegen das Menetekel, das über dem vergreisenden deutschen Volke schwebt, und fühlen die Anzeichen des Unwetters nicht, das ihm aus dem größeren Geburtenreichtum kinderreicher Nachbarvölker droht. Noch sieht man in allen Bevölkerungsschichten kaum eine Bewegung, die auf eine gründliche seelische Umstimmung schließen läßt. Noch immer muß man unser deutsches Volk als ein sterbendes bezeichnen, da viele Frauen so entartet sind, daß ihnen der natürliche Wunsch nach frohem Kindersegen verloren ging, da viele Männer nicht freudig für eine große Familie eintreten, da überfeinerte Sitten, Lebensgenuß und persönliche Vorteile ihnen vielfach mehr wert dünken als eine Schar heranwachsender Kinder.

In diesen Wall des Individualismus Bresche zu schlagen, den Weg zu bahnen für den Gedanken, daß das Volk alles — der Einzelne nichts bedeutet, jeden Einzelnen in die nationalsozialistische Ideenprägung hineinzuziehen, damit er sein eigenes Ich nicht mehr über alles andere setzt, von Bequemlichkeit abrückt und sich in stolzem, rassepflegerischen Willen zur Behauptung der deutschen Art verpflichtet, kurz auch hier eine Seelenerneuerung in Abkehr von eingewurzelten, aber falschen Anschauungen, Urteilen und Entartungserscheinungen zu erreichen, wird alle Beredsamkeit, Überzeugungskraft, Tatfreude, ja, ein gewisser Zwang aufgewendet werden müssen. Um die Ewigkeit unseres Volksbestandes und unserer Kultur zu wahren, müssen wir Kinder wagen, um das Leben der Nation zu gewinnen, indem wir für Volk und Vaterland selbst unter Opfern den Strom des gesunden Erbgutes immer heilig halten. Der dringliche Appell unseres Führers in seiner Nürnberger Proklamation muß stets von neuem an die noch tauben Ohren klingen. Er sagte:

„Was aber bleibt und bleiben soll, ist diese lebendige Substanz aus Fleisch und Blut, erfüllt mit ihrem eigenen Wesen, so wie wir unser Volk kennen und lieben. In der Dauer seiner Existenz liegt auch die Dauer unseres Fortlebens auf dieser Welt. Wir aber wünschen dem deutschen Volke eine irdisch endlose Erhaltung und glauben, durch unseren Kampf dafür nur den Willen des Schöpfers zu erfüllen, der in das Innere aller Wesen den Trieb der Selbsterhaltung senkte. Es lebe unser Volk!"

Verständnis aber gilt es auch zu verbreiten dafür, daß diese Verjugendlichung und Steigerung unserer Bevölkerungsziffer durch bestimmte Maßnahmen in die Tat umzusetzen ist. Dazu rechnet die planmäßige Vermehrung des Bauernstandes durch Siedelung, seine Verwurzelung im Boden durch den unveräußerlichen Erbhof, seine Existenzfähigkeit durch gleichmäßige Preise, denn die Bauernschaft, der Reichsnährstand, weist heute allein noch ein wirkliches Wachstum auf und ist wahrhaft der Blutsquell seines Volkes. Hierher gehört die Auflockerung der Großstädte, die bisher noch die Friedhöfe der Nation darstellen, da in ihnen mehr Menschen sterben als geboren werden, durch Randsiedelungen. Auch die Verdünnung engbevölkerter Industriebezirke durch Arbeiterdörfer im Grünen mit Gärten und Äckern, die Verpflanzung von Industrien in Landbezirke wird den Arbeiter mit dem Boden verwachsen lassen und der Aufzucht gesunder Kinder dienen. Unterstützt werden diese Pläne durch die Anordnung, daß arbeitsdienstwillige Jugendliche in die Großstädte möglichst nicht zurückwandern dürfen, sondern, wenn sie die Voraussetzungen als Landhelfer erfüllen, besonders in dieser Tätigkeit weiter zu verwenden sind, damit sie einmal naturverbundene Siedler oder Landarbeiter werden. Ebenso soll die Berufsberatung darauf dringen, daß befähigte großstädtische Jugendliche und Erwachsene als Handwerker aller Art ihr Brot auf dem Lande suchen.

Die Gewährung von Ehestandsdarlehen[1] soll die Frühehen erleichtern; schon jetzt zeigt die gewaltige Menge der Bewerber, daß im deutschen Volke das Streben nach Familienbildung noch

---

[1] Bis 1. Februar 1934 waren bereits über 110 Millionen RM. für rund 200000 bewilligte Gesuche ausgegeben; für die Zeit vom 1. April 1934 bis 31. März 1935 sollen rund 200000 Ehestandsdarlehen gewährt werden. Der Plan ist, möglichst jede heiratsfähige Frau aus der gewerblichen Arbeit herauszuziehen und sie ihrem von der Natur bestimmten Berufe zuzuführen. Manche Unternehmer gaben auch ihrerseits Beihilfen unter der Bedingung, daß die weibliche Arbeitskraft heiratet und ihre Arbeitsstelle verläßt.

nicht erloschen ist. Bekanntlich entfällt bei vier Kindern dieser staatlich subventionierten Ehen die Rückgabe des Darlehens.

Allenthalben ist die Achtung vor Mutter und Kind und vor der verantwortungsbewußten kinderreichen Familie zu erhöhen, der Nachwuchs zu späteren echten Müttern und Vätern zu erziehen, über die Lebensgesetze der Fortpflanzung, Vererbung und Auslese aufzuklären. Endlich wird durch eine gerechte Steuerbelastung der Kinderlose und Kinderarme die Kosten der Kinder in kinderreichen Familien zu tragen haben, denn die Nation belohnt denjenigen, der ihren mutigen Kampf um ihr zukünftiges Dasein durch wertvolle Hilfskräfte unterstützt und erleichtert. Die Einkommensbildung müßte nach den Bedürfnissen und Leistungen volkstüchtiger Familien vor sich gehen, indem erbgesunde Familien mit mindestens drei Kindern als Norm bei der Aufstellung der Tarife für Lohn, Gehalt und für die direkten Steuern gelten und der lebensnotwendige Bedarf von indirekten Steuern verschont bleibt, die solche Haushalte am härtesten treffen. Die Ernährer sind bei Einstellung in den Arbeitsprozeß, bei Vergebung von Arbeit, bei Anstellungen und Beförderungen zu bevorzugen. Man sollte die Familien auch bei der Tarifbildung in der Versorgung mit Gas und Elektrizität berücksichtigen, dafür sorgen, daß ihnen bei dem Mieten gesunder Wohnungen weder von den übrigen Mietern noch von dem Hauswirt Schwierigkeiten entstehen, man wird Begabungen in ihnen fördern und das Schulgeld entsprechend bemessen müssen. Von seiten des Reichs werden für kinderreiche Familien bereits erhöhte zinslose Darlehn zum Bau von billigen Kleinwohnungen in der Vorstadtsiedlung und in der Eigenheimaktion gewährt. Die öffentlich-rechtlichen Kreditinstitute sind angehalten, diese Familien bei der Hergabe erster Hypotheken zu bevorzugen. Ferner wurden die Kinderreichen von der Arbeitslosenabgabe befreit und durch wesentliche Herabsetzung der Eisenbahnfahrpreise gefördert. Noch andere Erleichterungen kämen hier in Betracht, wie sie von der Arbeitsgemeinschaft I des Sachverständigenbeirats für Bevölkerungs- und Rassenpolitik im Dezember 1933 vorgeschlagen wurden. Die Stadt Berlin will durch langjährige Patenschaften eine Auslese körperlich und geistig besonders befähigter Kinder treffen.

Neben dieser quantitativen Bestandsverbesserung wendet die nationalsozialistische Regierung alle Sorgfalt auch der qualitativen zu. Schon die Auswahl der anzusiedelnden Bauernfamilien und der Bewerber um Ehestandsdarlehen geschieht durch die Medizinalbeamten nach erbhygienischen Grundsätzen. Die Entwicklung der Prüfung der übrigen Ehestandskandidaten wird dereinst wohl auch diese Wege gehen; vorderhand gibt es bei ihnen allerdings nur freiwillige Gesundheitsuntersuchungen. Alsdann wird die Sünde des verflossenen Liberalismus ein für allemal ausgerottet, für krankhaft Veranlagte oder körperlich und geistig Gebrechliche zum Schaden der Allgemeinheit alljährlich ungeheure Summen zu verschwenden oder alle möglichen Arten von minderwertigen, asozialen oder verbrecherischen Elementen instand zu setzen, zu heiraten, so daß dann wiederum deren bekanntlich überreichliche, hilfsbedürftige Nachkommenschaft der Gesamtheit zur Last fällt. Wenn das Gesetz zur Verhütung erbkranken Nachwuchses[1] seine Wirkung voll entfaltet hat, d. h. die Träger schwerer Erbkrankheiten zum sittlichen und wirtschaftlichen Schutz der artreinen und erbgesunden Familie sich nicht mehr fortpflanzen, wird unser Vaterland das gesündeste Volk in der ganzen Welt beherbergen und die an jenem Ballast ersparten großen Mittel den kinderreichen, staatserhaltenden Familien zugute bringen können. Inzwischen hat dann auch die bereits begonnene Ausschaltung von Artfremden unser Volk endgültig gereinigt.

Man erkenne, welch ein Umschwung sich vorbereitet! Der Staat wird seinen höchsten Zweck erfüllen. Möge aber auch jeder Volksgenosse, ob Bauer, Arbeiter oder Bürger durch den Aufbau seiner Familie, als einer Zelle des Staates, zum Aufbau und zur Dauerhaftigkeit seines Volkes, Vergrößerung des Bestandes und Veredelung des tiefsten Wesens in Charakter und Seele beitragen. Der Leiter des Aufklärungsamtes für Bevölkerungs- und Rassenpflege der NSDAP hat gemäß seiner Aufgabe die Vereinheitlichung und Überwachung von Schulungs- und Propagandaarbeit in der Bewegung verbindliche Richtlinien herausgegeben.

Mit dieser Vorsorge für kommende Geschlechter müssen wir die Hygiene der Lebenden verbinden, indem wir an die neuen Leitgedanken die bewährten alten anknüpfen. Aber auch da bleibt noch viel zu wünschen übrig. Man sollte annehmen, daß bei der hohen durchschnittlichen Allgemeinbildung, die das deutsche Volk auszeichnet, wenigstens die Erwachsenen, die die notdürftigen Schulkenntnisse auf gesundheitlichem Gebiet durch Beobachtung und Erfahrung, durch Lektüre, Anschauung, Vorträge hätten erweitern können, einigermaßen über den eigenen Körper, seine Leistungsfähigkeit, die ihm drohenden Gefahren und deren Vermeidung schon aus persönlichem Egoismus Bescheid

---

[1] G ü t t, R ü d i n, R u t t k e: Gesetz zur Verhütung erbkranken Nachwuchses. München: J. F. Lehmann.

wüßten und auch über den pekuniären Vorteil einer gesundheitlichen Lebensführung mit sich im reinen wären. Leider aber vereinen sich noch heute Trägheit, Gleichgültigkeit, Unkenntnis und
Vorurteil zu einem Block, der schwer zu bearbeiten ist. Viele Menschen ergeben sich einem gesundheitlichen Schlendrian und vergeu-
den Kraft und Zeit in schädlichen Genüssen. Sie werden sich des
Wertes der Gesundheit, des bedeutsamsten Teiles ihres Lebens-
glückes, erst dann bewußt, wenn sie sie zu verlieren beginnen oder
bereits verloren haben. In Zeiten wirtschaftlicher Blüte wird
gegen die Gesundheit gelebt, weil man „es dazu hat", in Zeiten
wirtschaftlicher Not bisweilen erst recht, weil man sich betäuben
möchte. Weite Volksschichten halten die Beschäftigung mit
Gesundheitsfragen für eine Spielerei, manche für eine vorüber-
gehende Mode oder meinen, wenn der Mensch nur genug zu essen
habe, so sei auch seine Gesundheit sichergestellt. Und es dürfte
die Frage, die ich auf der großartigen Hygieneausstellung in
Dresden im Jahre 1911 zufällig einen Besucher nach dem Verlassen des Pavillons „Der Mensch" an seinen Begleiter richten
hörte: „Sage mal, was ist denn eigentlich Hygine?", dem Sinne
nach auch gelegentlich sonst wohl wieder einmal zu vernehmen
sein. In der einfachen großstädtischen Bevölkerung, die Zeitungen
hält und durch Anschauung und Betrachtung im brandenden
Leben allerlei Eindrücke auch von gesundheitlichen Erscheinungen
und Vorkommnissen empfängt, kann man am meisten bei den industriellen Arbeitern Ansätzen von klareren Auffassungen begegnen.
In den kleinen Städten und auf dem Lande aber ist es damit
manchmal noch arg bestellt. Hier möchte man bisweilen gegen
den Einzug hygienischer Fürsorge noch einen Schlagbaum errichten
wie ein solcher auf einem packenden Bilde der Schweizer Zeitschrift „Pro Juventute" vor der ankommenden Gemeindeschwester
niedergelassen ist, während hinter ihm die abweisenden Mienen
der Gemeindegewaltigen und eine große Tafel mit der Aufschrift
„Nüt Neu's" die Aussperrung vollenden. Der Mangel an gesundheitlichen Kenntnissen in allen Bevölkerungsschichten aber ist
noch so groß, daß Quacksalber, Marktschreier, Gesundbeter,
Spiritisten und Okkultisten eine nach Tausenden zählende Gefolgschaft finden, der sie den Geldbeutel erleichtern, daß, wie es
sich in den 14 Jahren nach der Novemberrevolution erwies
und sonst aus der deutschen Geschichte bekannt ist, Massen-
psychosen durch Psychopathen und Geisteskranke ausgelöst
werden können. Vorhandene Kenntnisse stehen oft auf so
schwachen Füßen, daß das Gerede irgendeiner törichten Person
sie leicht über den Haufen wirft.

Eine richtig angelegte, unablässig betriebene Aufklärungsarbeit ist also ein dringendes Erfordernis. Wer aber Lehren annehmen soll, muß hierzu willig sein. Unhygienische Gewohnheiten der Kinder kann man leicht ändern. Viel schwerer ist es, bei Erwachsenen überkommene Bräuche auszuroden und bessere einzusenken. In den höheren Jahren ist der Lernwille nicht mehr groß; es verringert sich auch die Fähigkeit, dem Berufe fernliegende, neue Tatsachen noch in sich zu verarbeiten. Vom Tagewerk ermüdete Menschen begehren nach Ruhe, viele leider auch nach aufreizender Sensation, die wenigsten nach einer Vermehrung ihres geistigen Besitzes. Sie werden das Einpfropfen abstrakter gesundheitlicher Begriffe größtenteils ablehnen. Man muß also bei der Massenaufklärung nicht zu viel auftischen — allzuviel Belehrung auf einmal erzeugt Unlust! —, das wenige aber so fein oder so kräftig zubereiten, daß es den Appetit nach mehr anreizt. Der Masse ein gesundheitliches Wissen beizubringen, gelingt noch am ehesten, wenn man die Belehrung in enge Beziehung zu allgemein bekannten Vorgängen im täglichen Leben setzt und dies an Beispielen zeigt, die den Nachahmungstrieb anregen. So wird z. B. die Vorführung durchgebildeter Gestalten, denen die Körperübung im Freien, in Sonne und Wasser sichtbar leibliche Gesundheit, geistige Frische und Lebensfreude schufen, breite Schichten des Volkes für Spiel und Sport begeistern und dem Gedanken gewinnen können, daß nach dem Fortfall der allgemeinen Wehrpflicht und bei dem zunehmenden Ersatz der menschlichen Leistung durch die Maschine einer drohenden Verkümmerung der Muskelkraft und innerer Organe nur auf diese Weise vorzubeugen ist. „Die Belehrung muß also in erster Linie zeigen, was gesund ist, welche Vorurteile und Fehler unsere Lebensweise, unsere Gesundheit gefährden und wie die Gesundheit erhalten und gestählt werden kann." Diesen Grundsatz aus der Werbeschrift der Gelsenkirchener Kinder-Gesundheitswoche müssen wir uns für jede hygienische Massenaufklärung zu eigen machen. Von vornherein eine alle Zweige der Volkshygiene umfassende Belehrungstätigkeit einzuleiten, wäre verfehlt. Man wird vielmehr nach den dringendsten Bedürfnissen das zunächst Erforderliche auswählen, heute also in erster Linie bevölkerungspolitische, erbbiologische und rassenhygienische Gesichtspunkte in den Vordergrund stellen und allmählich erst weiter vorschreiten. Jedes aber der sonst überall wichtigen Gebiete: Säuglings- und Kleinkinderpflege, Tuberkulose, Geschlechtskrankheiten, Alkoholismus, Gesundheitsschutz der Arbeiter birgt so viele allgemeinhygienische Einzelheiten in sich, daß man schon hierbei sorgsam überlegen muß, was der Aufnahmefähigkeit noch zugemutet werden kann. Wir wollen uns zunächst mit kleinen Erfolgen begnügen, aber unermüdlich daran arbeiten, daß sie zunehmen.

Es fehlt nun auch nicht an Stimmen, sogar von Ärzten, die die Massenaufklärung über die eigene Gesundhaltung ablehnen, da sie, mit allzulautem Tamtam verbunden, das wünschenswerte Maß weit überschritte. Sie meinen, daß es durchaus genüge, wenn der Arzt und Erzieher einem Ratsuchenden ein paar vernünftige Ratschläge mit auf den Weg gebe und ihm einpräge, daß Mäßigkeit in allen Dingen die beste Gesundheitsregel sei. Unter einem fortwährenden Belehrungsrummel führe man außerdem ein Leben, das kaum noch lebenswert sei. Ein fortwährendes Sichselbstbeobachten und Ansichherumschnüffeln, das Sichzurechtstellen nach apodiktischen Weisungen, die Abfassung von Speisezetteln Nichtkranker nach Kalorien und Vitamingehalt und ähnlicher Unfug werde wirkliche Krankheit kaum verhüten, wohl aber recht viel eingebildete heraufbeschwören und Hypochonder züchten.

Gewiß — alle Dinge haben ihre zwei Seiten. Zugegeben ist, daß das furchtbare Erlebnis des Großen Krieges, der Wirrwarr der Inflation und die zermürbenden wirtschaftlichen und politischen Drangsale bis zum Tage der nationalsozialistischen Erhebung die Nervenkraft des deutschen Volkes höchst ungünstig beeinflußt haben. Beunruhigungen und Bangemachen des Publikums durch zu weit gehende Betonung des Schreckens von Leiden und Krankheiten waren daher zu scheuen. Es ist denn auch nach dieser Richtung hin von den maßgebenden Stellen kein Fehler begangen worden. Aber es bleibt die Pflicht derer, die wissen, daß selbst wiederholte Belehrungen auf ein dürres Erdreich fallen, aufgenommenes neues Wissen innerlich nicht schnell verarbeitet wird und man gegen das Beharrungsvermögen der Masse immer wieder anrennen muß, in maßvollem Vorgehen allmählich starke, aus eigener Kraft das Leben meisternde Persönlichkeiten zu schaffen. „Vor allem gesund sein" war das Motto der Harzburger Tagung des Reichsausschusses für H. V. im Jahre 1932, als er seine Entschließung, der hygienischen Volksbelehrung gerade in Notzeiten erhöhte Aufmerksamkeit zu schenken, den Behörden und gesetzgebenden Körperschaften unterbreitete.

Heute vollends, in einer Zeit der Selbstbesinnung und des heroischen Handelns ist für sentimentale Betrachtung kein Raum. Wir sind keine Freunde der Verweichlichung. Erziehung durch Arbeit wird das Heer von Psychopathen und Nervenschwächlingen allmählich austilgen. Und wenn der früher strebsam geübten hygienischen Belehrung ein tiefgründiger Erfolg versagt blieb, weil sie

an die Öffentlichkeit mehr von außenher herangetragen wurde,
so hoffen wir auf größere Resonanz, da wir im Volke stehen
und, auf die Wandlung seiner Denkungsart und seines Willens
vertrauend, uns der wachen Mitarbeit auch seiner tatfrohen
Organisationen erfreuen. Entschlossen werden wir ferner von
jetzt noch gültigen Aufklärungsmethoden Abschied nehmen,
sobald in unserem Kampf um die Verankerung der Volkshygiene andere sich als erfolgversprechender erweisen.

Die Erkenntnis der Notwendigkeit, die Volksmasse hygienisch aufzuklären, hat sich im letzten Jahrzehnt auch in
anderen Kulturstaaten Bahn gebrochen. Die Form richtet
sich nach Gewohnheit und Eigenart des jeweiligen Landes.
In Frankreich z. B. besteht bei der Stiftung „Office national
d'Hygiène sociale" eine Kommission für H. V., die Zeitungsartikel verbreitet, Filmvorführungen veranstaltet, Rundfunkvorträge vermittelt und Flugschriften und Plakate verteilt.
Seeleute und Wanderarbeiter werden hierbei besonders erfaßt.
Die Société française de Prophylaxie sanitaire et morale veranlaßt
Theater- und Kinoaufführungen und Radiounterhaltungen.

In Jugoslawien ist die H. V. auf dem Lande mit praktischer
Ausbildung des Volkes verbunden. Die aus Mitteln der Rockefeller-
stiftung errichtete Hygieneschule in Zagreb (Agram) hat neben
anderen Aufgaben auch diese übernommen, indem sie Unterrichtskurse für anstellige Bauernsöhne aus dem ganzen König-
reich abhält. Hier werden die jungen Leute mit den Erfordernissen
einer gesundheitlichen ländlichen Lebensführung bei Mensch und
Tier bekannt gemacht und lernen insbesondere die Anlage von
einwandfreien Brunnen, Aborten, Düngerstätten, Ställen, hygienischen Häuserbau und gesundheitsgemäße Wohnungsgestaltung,
Beseitigung von Sümpfen und Morästen, das Wesen der einheimischen Menschen- und Tierkrankheiten und vorbeugende Maßnahmen dagegen. Sie tragen diese Aufklärung in die Gemeinden
und sind die Helfer der Hygieneinstitute, die in allen Provinzen des Landes für die unmittelbare Durchführung der Gesund-
heitsbestrebungen geschaffen wurden. Unter der Anleitung der
in diesen Anstalten tätigen Hygieniker (Ärzte, Tierärzte) und
Gesundheitsingenieure verrichtet dann die Bevölkerung, im
Bedarfsfalle durch zinslose Darlehen unterstützt, die notwendigen
örtlichen Verbesserungen mit eigener Hand. Hygienisches Denken
wird auch den jungen Mädchen und Müttern beigebracht, die von
Fürsorgeschwestern in der Kinderpflege, im Kochen usw. unter-
wiesen werden und selbst an jenen Bau- und Bodenkulturarbeiten
soweit wie möglich sich beteiligen.

5. Hilfsmittel zur Aufklärung.

Trefflicher Hilfsmittel zur volkshygienischen Erziehung gibt es mancherlei; sie näher zu betrachten und gegeneinander abzuwägen, ist unsere weitere Aufgabe.

Martin Vogel hat vor Jahren eine ausgezeichnete systematische und kritische Abhandlung „Hygienische Volksbildung" für das Handbuch der sozialen Hygiene und Gesundheitsfürsorge von Gottstein und Teleky[1] verfaßt und darin auch die Verfahren besprochen, die für die Volksbelehrung heute in Betracht kommen. Eine gewisse zwanglose Ergänzung nach eigenen Beobachtungen und Erfahrungen sei mir indessen gestattet. Das hohe Ziel ist des Schweißes vieler Volkshygieniker wert.

Es ist kein Zweifel, daß Stadtbevölkerung anders anzufassen ist als Landbevölkerung, Erwachsene anders als Kinder, Gebildete anders als Leute von einfacher Bildung. Bei der weitverbreiteten Unkenntnis gesundheitlicher Lehren muß man allgemein das Niveau der zunächst zu vermittelnden Kenntnisse ziemlich tief und ihren Umfang klein halten. Gewisse Belehrungsformen, wie Ausstellungen, Gesundheitswochen verlangen aber wieder eine gewisse Fülle, da sie sonst nur wenig Zuspruch finden. Sind nur geringe Mittel für Aufklärungsmaterial vorhanden, so muß man sich in der Darbietung erheblich einschränken, ohne daß darunter die Gründlichkeit leiden darf. Kurz, es läßt sich allerorts und jedesmal nicht die Summe der üblichen Mittel anwenden, sondern es muß überlegt werden, welches Verfahren in dem gegebenen Falle den größten Erfolg verspricht. Die Kunst liegt darin, mit wenig Mitteln viel zu erreichen. Von Bedeutung ist aber nicht allein das Was, sondern auch das Wie der Handhabung.

a) Vorträge.

Das Wort ist das älteste Belehrungsmittel der Menschen. Das gesprochene Wort ruft in dem Hörer stärkere Eindrücke hervor als das geschriebene im Leser. Hinzu kommt der von der Persönlichkeit, der Suggestionskraft der eigenen Überzeugung, der Liebe zum Gegenstande, der Sprechkunst, der Mimik, der Geste des Redners ausgehende Einfluß.

Der Inhalt des Vortrages muß klar gegliedert, die Darstellung schlicht und einfach sein. Kurze Sätze, gutes Deutsch! Der Vortrag soll die Lehren einhämmern; er sei frei, der Titel packend. Ein zunächst verblüffender Ausgangspunkt ist nicht zu beanstanden, da er den Zuhörer mit einem gewissen Bann belegt. Natürlich muß das Weitere logisch abgewickelt werden. Rhetorische Kniffe sind

Ansprachen in Versammlungen.

---

[1] Berlin: Julius Springer 1925.

erlaubt, gilt es doch, das Interesse zu wecken und wachzuhalten. Humoristische Wendungen steigern die Aufmerksamkeit, eingeflochtene Dichterworte erheben. Wichtig ist, in der Sprache und Aufnahmefähigkeit der Lebensalter und der Volksgruppen zu sprechen, an die man sich wendet. Vorträge in der Mundart der Gegend finden z. B. bei den Landbewohnern von vornherein eine günstige Stimmung. Ausführungen über Geschlechtskrankheiten verlangen naturgemäß höchsten sittlichen Ernst.

Der Vortrag überschreite im allgemeinen nicht eine halbe Stunde. Wenn man sich auf das Wichtigste beschränkt, kann man in dieser Zeit viel sagen. Man denke daran, daß sich in der Versammlung nicht wenig Leute befinden werden, die von ihrer Arbeit kommen, vielleicht noch weite Wege zurückgelegt haben und bereits müde sind. Sprich also deutlich, kernig, bildhaft, volkstümlich, so wirst du bald fühlen, daß die Zuhörer mitgehen. Verfeinere die Darstellung für die gebildeten Kreise, vergröbere sie für die einfachen Volksschichten. Ärztliche Ratschläge vermeide durchaus. Sage nicht alles, was du weißt, sondern laß dir für die Aussprache, wenn sie begehrt wird, noch einiges übrig. Wenn sich der Vortrag mit vergnüglichen Darbietungen, z. B. musikalischen oder theatralischen Aufführungen umrahmen läßt, wird der Besuch zahlreicher sein. In jedem Falle erhebe man ein kleines Eintrittsgeld, um wenigstens einen Teil der Unkosten zu decken, aber auch die Einschätzung der Veranstaltung bei dem Publikum zu steigern. Manch einer meint ja, daß Sachen, die nichts kosten, auch nichts wert seien. Auch den Schulkindern gewähre man nicht völlig freien Zutritt, um ihn nicht als lästige Pflicht empfinden zu lassen.

Wer soll Vorträge halten? Ärzte, Pädagogen, Geistliche, Schriftsteller, Wohlfahrtspersonen und andere geschulte Redner, aber nur solche, die wirklich „reden" können. Ablesen kann jeder! Die von dem Reichsausschuß für Volksgesundheitsdienst oder dem Deutschen Hygienemuseum zu verleihenden Vorträge müssen sowohl auf großstädtische wie auf kleine Verhältnisse zugeschnitten sein. Der Redner braucht sich an die Vorträge nicht starr zu klammern; er kann sie ergänzen oder kürzen und auch die Form ändern, wenn er sich hiervon einen nachdrücklicheren Einfluß auf das Publikum verspricht.

Der ehemalige Reichsausschuß für H. V. vermittelte geeignete Redner, ließ Mustervorträge auch für Ungeübte ausarbeiten und verlieh Lichtbilder und Filmstreifen. Er veranlaßte ferner erfolgreiche hygienische Vorträge auf Gewerkschaftsversammlungen.

Nach der nationalsozialistischen Revolution hielten zahlreiche

Vertreter von Reichs- und Landesbehörden und Forscher
über bevölkerungspolitische, rassische und erbbiologische Fragen
Vorträge in Vereinen, Gesellschaften und Ortsgruppen der Nationalsozialistischen Deutschen Arbeiterpartei. Der Reichsausschuß für Volksgesundheitsdienst gibt über diese Gebiete jederzeit Auskunft und stellt für seine Ziele Aufklärungsstoff
nationalsozialistischer Prägung zu Vorträgen, Lehrgängen usw.
zur Verfügung; er richtete in Verbindung mit dem Reichs-
bunde der Kinderreichen Rednerschulungslehrgänge ein.
Wer über Rassenhygiene, Vererbung oder das Sterilisierungsgesetz
zu sprechen hat, sei sich seiner großen Verantwortung bewußt.
Der gute Wille allein genügt nicht; man muß die Materie innerlich geistig und seelisch verarbeitet haben. Ein Vortragszyklus
ist besser als ein einziger zusammengedrängter Vortrag, der den
Laien mit einer zu großen Fülle neuer Tatsachen überschüttet.
Der Hörer soll aus der Behandlung dieser Themen mitnehmen,
daß sie auf einer umwälzenden Weltanschauung beruhen, die
für die Masse noch nicht selbstverständlich ist, die aber mit
allen ihren Schlußfolgerungen von jedem Staatsbürger die größten
Opfer seines persönlichen materiellen Daseins für sein Volk verlangt (Schrader).

Einige der früheren Landesausschüsse, Gesellschaften und
Vereine entfalteten schon immer eine sehr umfangreiche Vor-
tragstätigkeit durch Ärzte. Besonders zahlreiche Vortragsreisen
unternahm jahraus, jahrein der rührige Generalsekretär des
Preußischen Landesausschusses. Um unliebsamer Nachrede am
Ort zu entgehen, sollten praktizierende Ärzte als Vortragende
lieber in Nachbarkreisen im Austausch auftreten. Die Deutsche
Gesellschaft zur Bekämpfung der Geschlechtskrankheiten hat auch
in Fabriken und großen Warenhäusern stark besuchte Vorträge
abhalten lassen. In vielen Krankenanstalten, Heilstätten, Wald-
erholungsheimen usw. wirkten seit langem Vorträge über verschiedene gesundheitliche Teilgebiete auf die Insassen vorteilhaft ein.

Im allgemeinen folgen die Hörer den Darbietungen mit Aufmerksamkeit und Wißbegierde, wie sich aus den oft ausgedehnten
Erörterungen des Gegenstandes und verwandter Fragen ergibt.
Der Savonarola der Gesundheitslehre hat uns mächtig aufgerüttelt,
schrieb einmal ein Primaner in einem Aufsatz über den Vortrag
eines unserer bekanntesten Vortragskünstler. Wie muß ihn das
kristallklare Wort und die Überzeugungskraft der ihren Vorschriften nachlebenden Persönlichkeit gepackt haben!

Auch die Bühne ist der hygienischen Volksbelehrung bereits
nutzbar gemacht worden. Der frühere Reichsausschuß für

H. V. gab eine Mustermappe für Kasperle- und Theaterstücke (z. B. Kasperle im Kampf gegen den Bazillus) heraus und organisierte derartige Aufführungen. In den Schulen Groß-Berlins fanden 1931 und 32 rund 100 „Puppenspiele" statt. Die Deutsche Gesellschaft zur Bekämpfung der Geschlechtskrankheiten ließ die Dramen „Die Schiffbrüchigen", „Olaf" und „Nicht vor den Leuten" in zahlreichen Wiederholungen von tüchtigen Kräften spielen, das Deutsche Zentralkomitee zur Bekämpfung der Tuberkulose das Schauspiel „Blaue Jungen" und das Deutsche Zentralkomitee zur Erforschung und Bekämpfung der Krebskrankheit die „Tragödie des Arztes" aufführen. Der Reichsausschuß für Volksgesundheitsdienst unterstützte die Aufführung des Volkslehrstückes „Erbstrom" von Dr. Dürre und des Schauspiels „Opferstunde" von Hellmuth Unger, die über das Reichsgesetz zur Verhütung erbkranken Nachwuchses Aufklärung bringen.

In Jugoslawien[1] verfügt das dem Ministerium für Volksgesundheit angegliederte Institut für Soziale Medizin in Belgrad über einen großen Stab von vorgebildetem, berufsmäßigem Aufklärungspersonal, das je nach den besonderen Erfordernissen in die einzelnen Bezirke des Königreichs ausgesandt wird und Lichtbildvorträge verschiedenster Art, z. B. auch für Geschlechtskranke, hält. In den Bühnenferien läßt es von Wandertruppen in den kleinen Provinzstädten eine Anzahl von Stücken gesundheitlichbelehrenden Inhalts spielen, die von einer steigenden Zuhörerzahl mit großem Interesse aufgenommen werden.

Rundfunkvorträge. Die ständig wachsende Schar der Rundfunkteilnehmer in Deutschland hat viele Hygieniker und Ärzte schon seit Jahren bewogen, in allen Städten mit Sendestellen solche Vorträge in systematischer Folge oder zwanglos oder nach augenblicklichem Bedürfnis zu halten. Nach den Berliner Erfahrungen zu urteilen, werden diese Vorträge vom Publikum gewünscht. Wenigstens lassen die nachher im Funkhause einlaufenden zahlreichen Anfragen und zustimmenden oder ablehnenden Kritiken der Hörer darauf schließen. Aus diesen Urteilen kann der Vortragende manche Lehre ziehen. Gegenüber dem Redner in einer Versammlung hat er es leicht; er liest sein Manuskript ab und braucht hinterher niemand Rede und Antwort zu stehen. Die Zusammensetzung seiner Zuhörerschaft aus allen Kreisen der Bevölkerung verlangt aber, daß er sich in der Abfassung erst recht Mühe gibt, einfach und verständlich bleibt, in farbigem Ausdruck und lebendig

---

[1] Štampar, A.: L'organisation des Services d'Hygiène publique dans le Royaume des Serbes, Croates et Slovènes. Société des Nations C. H. 326.

mehr plaudert als doziert, an das Geläufige anknüpft und danach trachtet, dem Thema den Gegenwartsstempel aufzudrücken, damit der Vortrag dem Hörer zum suggestiven Erlebnis wird. Der Satzbau muß schlicht und klar sein, Schachtelsätze sind zu vermeiden, es müssen auch möglichst kurze Sätze gebildet werden. Wichtige Zahlenangaben sind zwei- bis dreimal zu wiederholen, Fremdworte und Fachausdrücke besonders deutlich zu sprechen und zu erklären, wenn sie durchaus nicht vermieden werden können. Um Abwechslung hineinzubringen, muß der Vortragende bisweilen sich selbst Einwände machen, die er wieder entkräftet. Sehr wirksam sind auch Zwiegespräche[1] zwischen Rednern; in der Vorbereitung auf die Reichsgesundheitswoche ist so das Thema: „Gesunde Wohnung trotz Wohnungsnot" von zwei Berliner Ärzten abgewandelt worden. Der Vortragende spreche nicht lauter als in der gewöhnlichen Unterhaltung, aber akzentuiert, nicht zu schnell, mit sinngemäßen Pausen und unter Hebung und Senkung des Tonfalles, ohne Pathos, Räuspern oder tiefes Atemholen und ohne sich zu versprechen. Er forme die Worte vorn im Munde und widme den Endsilben besondere Beachtung. Ohne diese zu betonen, muß man jedes Wort bis zum letzten Konsonanten oder Vokal ausklingen lassen. Eigennamen müssen besonders klar wiedergegeben werden. Wer sprachlich behindert ist und seine Stimme nicht modulieren kann, bleibe von dieser Vortragsart, die für viele Hörer immer noch etwas Geheimnisvolles hat, lieber fort. Wer „nuschelt" oder ein dünnes Organ hat, ist kein Rundfunkredner! Jeder weiß aus eigener Erfahrung, wie nervös das Anhören eines undeutlichen und eintönigen Radiovortrages macht, bei dem man den Redner nicht sieht und nur auf das Wort selbst angewiesen ist. Die vorgeschriebene Dauer von etwa 20 Minuten sorgt dafür, daß der Sprecher sich gehörig konzentrieren muß. Ein Radiovortrag ist daher eine ausgezeichnete Übung für bündige Ausdrucks- und Abhandlungsweise. Stoffe, die man zu einem so kurzen Vortrag zuschneiden und verarbeiten kann, gibt es in der Volkshygiene genug. Gern gehört werden auch Schilderungen aus dem Lebenswerk großer Hygieniker und Ärzte. Das Manuskript muß auf einzelne Blätter nicht knisternden Papiers geschrieben sein, damit man sie ohne Geräusch beiseite legen kann. Bei richtigem Tempo können in 25 Minuten 10 Schreibmaschinenseiten zu 25 Zeilen gesprochen werden. Es empfiehlt sich sehr, den Text zu Hause laut durchzulesen, um festzustellen, ob die Länge des Vortrages der zur Verfügung stehenden Zeit entspricht. Der Reichsausschuß für H. V. knüpfte durch seine Rundfunk-

---

[1] In Frankreich werden kurze Dialoge besonders gern gewählt.

abteilung enge Beziehungen zu den einzelnen Sendegesellschaften zwecks Aufnahme von Vorträgen hygienischen Inhalts in die Sendeprogramme und veranstaltete Radiolehrgänge und -vorträge (z. B. wöchentlich auf dem Deutschlandsender Königswusterhausen). Mitglieder des Reichsgesundheitsamts stellten ihm ihre im Berliner Rundfunk gehaltenen, auf viele Gebiete der öffentlichen Gesundheitslehre sich beziehenden Vorträge[1] zur Verfügung, die durch die Pressemitteilungen (siehe später) kostenlos verbreitet wurden. Über Rassenkunde fanden 1933 Vorträge „Gespräche unterm Stammbaum. Wir zeichnen eine Ahnentafel", „Woran starben die Völker?" und über das „Gesetz zur Verhütung erbkranken Nachwuchses" statt. Letztere Betrachtung erwies als Sinn des Gesetzes die Verhinderung der zukünftigen Geburt solcher unglücklichen Wesen und die Bewahrung der Familien vor unendlichem Leid und jahrelangen Opfern. In einer Plauderei zwischen einem deutschen und einem italie

---

[1] Persönliche und öffentliche Gesundheitspflege; Die wirtschaftliche Bedeutung der öffentlichen Gesundheitspflege; Wie schützt sich das Deutsche Reich vor der Einschleppung von Seuchen?; Der Segen der Schutzpockenimpfung; Die Pockenbekämpfung in Deutschland, England und der Schweiz; Die Behandlung der Impfstelle nach der Schutzpockenimpfung; Wie schütze ich mich vor ansteckenden Krankheiten?; Insekten als Krankheitsüberträger; Die Tuberkulose als Volkskrankheit; Die Tollwut, ihre Bedeutung und Bekämpfung; Der Kropf in seiner Bedeutung als Volkskrankheit; Die Verhütung von Erkältungskrankheiten; Gesundheit und Ehe; Zahnpflege und Volksgesundheit; Das Meeresklima im Dienst der Gesundung der deutschen Jugend; Die Psychopathie, ihre Verhütung und Bekämpfung in der deutschen Jugend; Was soll der Laie von Hypnose wissen?; Leibesübungen und Sport im klassischen Altertum; Die Bedeutung der Sozialversicherung für die Volksgesundheit; Die Gewerbehygiene im Deutschen Reich; Die Fürsorge für Taubstumme, Schwerhörige und Blinde im Deutschen Reich; Können wir uns jung erhalten?; Unhygienische Gewohnheiten im Alltagsleben (2 Teile); Volksmedizin und Aberglaube; Sterben, Tod, Scheintod; Die Entwicklung des Großstadtverkehrs und seine gesundheitliche Bedeutung; Die Entstehung und das Wesen heilkräftiger Quellen; Trinkwasserhygiene; Die Vererbung menschlicher Krankheiten; Die Leistungen der deutschen Tuberkulosebekämpfung in den letzten 25 Jahren; Die Bedeutung des Lichts für die Gesundheit; Der Kopf des Menschen in Sage und Sprichwort; Hygiene des Gehörs; Modetorheiten; Wege und Hilfsmittel der hygienischen Volksbelehrung; Die Beziehungen zwischen Witterung und Krankheit; Lockere Zähne — Chronische Erkrankung der Kiefer (Deutsche Welle); Die Internat. Hygieneausstellung Dresden 1930; Robert Koch und sein Lebenswerk; Sorgt für die Augen eurer Linder; Die Zuckerkrankheit und ihre Behandlung; Hygiene und Ästhetik; Fortschritte der Internationalen Hygiene; Die Entdeckung des Tuberkelbazillus; Der Krebs, seine Bekämpfung und Verhütung; Rettungswesen, Krankentransport und Planwirtschaft; 50 Jahre Cholerabazillus; Hygiene und Politik; Siedlung, Kleingartenbau und freiwilliger Arbeitsdienst in gesundheitlicher Betrachtung.

nischen Ärzte mit einer deutschen Frau wurde dasselbe Thema abgehandelt. In dem vom Reichsministerium für Volksaufklärung und Propaganda inszenierten Kampfe für Volksaufartung wurde ein Hörspiel des Erbforschers Dr. Dürre „Erbkrank-erbgesund" auf alle deutschen Sender übertragen.

Auf die gewissenhafte Bekämpfung der Ratten in Berlin machte ein Zwiegespräch zwischen einem Arzte und einem Rundfunkbeamten aufmerksam.

Im Plauderton gehaltene, oft mit lustigen Wendungen und Anekdoten gespickte „Radiotalks", die in kurzen Sätzen den Zuhörer anspringen und im allgemeinen nur 5 Minuten dauern, bringt die Amerikanische Ärztegesellschaft und das Gesundheitsamt in New York heraus. Die Ansprachen weisen auf wichtige Gesundheitsregeln hin, warnen aber gleichzeitig auch vor Überängstlichkeit.

In seinem mit zahlreichen historischen Belegen versehenen Schriftchen[1]: „Ist die Mitarbeit der Geistlichen bei der hygienischen Erziehung des Volkes nötig und möglich?" bejaht Seiffert die Frage überzeugend. In der Tat sind der Geburtenrückgang, die Abtreibung, die Vererbung minderwertiger Anlagen, der Mutter- und Säuglingsschutz, unhygienische Lebensgewohnheiten, Geschlechtskrankheiten, Alkoholismus, Tuberkulose, Krüppelhaftigkeit, Kurpfuscherei, ferner gesunder Sport und Wanderungen solche Gebiete, auf denen sich die Mahnungen und Ratschläge des Geistlichen, namentlich auf dem Lande, segensreich bewegen können. Hierzu sich eine eingehendere Kenntnis der Volkshygiene zu verschaffen, ist wohl nicht schwierig. In katholischen Gemeinden bieten nach Seiffert das Brautexamen, die Ehedispense, der Religionsunterricht, die Beichte, die Predigten, die Arbeit in den Vereinen und doch wohl auch die Krankenbesuche und die Erteilung der Sterbesakramente Gelegenheit zur gesundheitlichen Beeinflussung. Für die Ausbildung der Geistlichen empfiehlt er Vorlesungen während der Studienzeit; in den Priesterseminaren sollen die Zöglinge, wie das vielfach schon geschieht, zu Körperpflege und Körperübungen angehalten werden, um den Nutzen an sich selbst kennenzulernen. Man kann dem Wunsche nach Mitarbeit unbedingt auch für den protestantischen Geistlichen (z. B. im Konfirmandenunterricht der Mädchen bezüglich der Säuglingspflege) zustimmen. Besonders wichtig ist es, daß die Pfarrer zur Förderung der Rassenhygiene die ein Verlöbnis Schlie-

---

[1] Seiffert, G.: Aus der Geschäftsstelle der Bayerischen Arbeitsgemeinschaft zur Förderung der Volksgesundheit. Eichstädt: Ph. Brönner 1925.

ßenden auf die Bedeutung der Erbgesundheit aufmerksam machen und bei den Eltern der Verlobten darauf dringen, daß die jungen Leute sich Erbgesundheitsatteste verschaffen. Auch bei einer staatlichen erbbiologischen Bestandsaufnahme des Volkes und bei der Anlegung von Ahnen- und Sippschaftstafeln könnten sie sehr geeignete Helfer sein. Überall in unserer Heimat herrscht, vorzugsweise in der ländlichen Bevölkerung, noch so viel hygienische Rückständigkeit, daß zur Aussaat gesundheitlicher Wahrheiten uns jeder Berufene willkommen ist. Der Geistliche, der ja nicht selten derselben Gegend und denselben Volkskreisen entstammt wie seine Pflegebefohlenen, kennt ihre Gewohnheiten nur zu gut und vermag den richtigen Ton zu treffen. Von der Kanzel herab hat schon manches sanfte und derbe Wort die Hörer im Tiefsten erschüttert. Natürlich wird auch hier nur der stete Tropfen den Stein höhlen. Es wäre ein erfreuliches Zeichen für einen solchen Dienst am Volke, wenn bald ein geistlicher Meister des Wortes gemeinsam mit einem Volkshygieniker eine Predigtsammlung verfaßte, die von anderen als Muster benutzt werden kann.

In der Schweiz halten evangelische und katholische Geistliche am 1. Advent, dem Beginn der Weihnachtssammlung der Stiftung Pro Juventute, eine Werbepredigt. In Polen unterstützten während der Okkupationszeit viele Geistliche durch Ansprache in den Kirchen die deutsche Medizinalverwaltung in ihren Mühen um die Gesundheit der Bevölkerung, und auch in unserem Vaterlande hat der Medizinalbeamte wohl kaum vergebens angeklopft, wenn er die Hilfe des geistlichen Herrn in gesundheitlichen Dingen erbat. So wird der deutsche Seelsorger auch in diesem Werk der Liebe zum Volk viel Gutes stiften können.

Schlagworte. Gesprochene und geschriebene hygienische „Schlagworte" können durch einprägsame Formulierung das Gedächtnis an Beobachtungen durch Auge und Ohr lebendig halten. Durch ihre Verbreitung kann eine sehr wirksame Gesundheitsreklame getrieben werden, indem man sie im Gespräch dauernd gebraucht oder als Schlagzeile in einer Zeitung ständig wiederkehren läßt. Man kann sie auch in den Schulen als Aufsatzthemen geben und sie zum Gegenstand von Plakatbewerben machen.

b) Schriften.

Lehrbücher und
-schriften. Hinter dem gesprochenen Wort tritt die Wirkung des geschriebenen zurück, selbst wenn der Genius bei diesem die Hand geführt hat. Hier springt der Funke nicht unmittelbar über, und der lebendige Kontakt wird unvollkommen sein. Zum Unterricht oder eigenen Studium ist die Schrift indessen auch für unsere

Zwecke unentbehrlich. Man wird sie aber durch Illustrationen verdeutlichen und unterstreichen müssen. Ausgezeichnete, leicht verständliche deutsche Fibeln, Gesundheitskalender, Zeitschriften, Broschüren und Bücher für jung und alt hat Vogel bereits genannt.

In der Schriftenreihe des Reichsausschusses für Volksgesundheitsdienst sind bisher die Ansprache des Reichsministers des Innern im Sachverständigenbeirat für Bevölkerungs- und Rassenpolitik und die Abhandlungen „Die Bedeutung der natürlichen Zuchtwahl bei Tieren und Pflanzen", „Die Bedeutung von Blut und Boden für das deutsche Volk", „Die Aufgaben der Frau für die Aufartung" und „Kinderreichtum — Volksreichtum", „Kunst und Volksgesundheit" und „Familie und Heimat" erschienen. Das Reichsministerium für Volksaufklärung und Propaganda gab in seiner Aufklärungsaktion für Bevölkerungspolitik und Erbbiologie, die gleichzeitig ein Hilfswerk für kinderreiche Familien war, gelegentlich des Kampfes gegen Hunger und Kälte im Winter 1933/34 gemeinsam mit der NS-Volkswohlfahrt die mit Schaubildern und statistischen Zeichnungen reich ausgestatteten Broschüren „Mütter, kämpft für eure Kinder", „Die kommende Generation klagt an" und „Gesunde Eltern — gesunde Kinder" heraus. Diese Hefte hatten einen ungewöhnlichen Erfolg; es wurden rund 30 Millionen Exemplare abgesetzt. Schätzungsweise sind also mindestens 30 Millionen Deutsche mit den Grundfragen dieses deutschen Lebens- und Zukunftsproblems bekannt und in ihrem Willen zur Mitarbeit gestärkt worden. Insbesondere wurde ihnen eingeschärft, daß 3 Kinder auf jede Ehe den Volksbestand nur erhalten und erst 4 eine Vermehrung desselben zur Folge haben. Der deutschen Jugend zuliebe schrieben Jörns und Dr. Schwab die Rassenhygienische Fibel (Alfred Metzner Verlag, Berlin), ein ausgezeichnetes Buch für den Unterricht mit Anregungen und Aufgaben zu eigenem Nachdenken und zur Erforschung der persönlichen Ahnenschaft. Der Deutschlandsender vermittelte daraus zahlreiche Abschnitte dem Hörerkreise. Mehr für Erwachsene bestimmt ist die illustrierte Monatsschrift „Volk und Rasse", ferner das Archiv für Rassen- und Gesellschaftsbiologie, des Verlages J. F. Lehmann, München, und die Broschüre „Volk in Gefahr" desselben Verlages, in der auf die Folge des Geburtenrückganges für Deutschlands Volkstum, Rasse und Wirtschaft durch leichtverständlichen Text und wirkungsvolle und einprägsame Bildtafeln hingewiesen wird, insbesondere auch die Gefahren geschildert werden, die durch das stärkere Wachstum fremdrassiger Völker, die überdurchschnittliche Fortpflanzung der Minderwertigen und durch das Schwinden der vollwertigen deutschen Familien entstehen. Auch das Archiv für Bevölkerungswissenschaft (Volkskunde) und Bevölkerungspolitik, Verlag Hirzel, Leipzig, wendet den Lebensfragen des Werdens und Vergehens unserer biologischen Existenz eine ständige Aufmerksamkeit zu, um einer vertieften Propaganda des Wissens gerecht zu werden. Das Aufklärungsamt für Bevölkerungspolitik und Rassenpflege der Deutschen Ärzteschaft in Berlin, das im engsten Einvernehmen mit dem Reichsministerium des Innern und dem Reichsministerium für Aufklärung und Propaganda arbeitet, läßt die illustrierten Monatsblätter „Neues Volk" erscheinen, um die Aufmerksamkeit der breiten Massen auf die bisher vernachlässigten biologischen Gefahren zu lenken, die heute Existenz und Größe unseres Volkes tödlich bedrohen, und um den Willen zum Leben der Nation in allen gesunden Deutschen zu wecken. Volkshygienisches Wissen verbreitet unter den Werktätigen die von der NS-Betriebszellenorganisation herausgegebene Zeitschrift „Gesundes Volk". Ferner seien hier noch erwähnt: v. Eickstedt „Rassenkunde und Rassengeschichte der Menschheit", Verlag von Enke, Stuttgart, K. Saller „Einführung in die menschliche Erblichkeitslehre und Eugenik", Verlag von Julius Springer, Berlin, Walther Darré „Das Bauerntum als Lebensquell der Nordischen Rasse" und „Neuadel aus Blut und Boden", J. F. Lehmanns Verlag, München. Andere sind in dem vom Sachverständigen für Rassenforschung beim Reichsministerium des Innern verfaßten Wegweiser „Die Rasse im Schrifttum", A. Metzner Verlag, Berlin, aufgeführt, noch andere in der erwähnten Broschüre „Die kommende Generation klagt an". Von hygienischer Bedeutung ist auch das populär gehaltene Merkbüchlein von Ruff und Faßler „Gasschutz... Gashilfe gegen Giftgase", Verlag von A. Fröhlich, Leipzig. Der Reichsmütterdienst im Frauenwerk der deutschen evangelischen Kirche ließ im Verlage von „Mutter und Volk" als Arbeitsauftrag die Broschüre „Mütter der Kirche sind Mütter des Staates" erscheinen. Einige deutsche Verlage geben belehrende Schriften neuerdings in Märchenform heraus, wie das Büchlein „Helmut Tapfers wundersame Reise ins Reich der Tuberkelstäbchen" (von Dr. Schenk, Verlag J. Beltz, Langensalza), andere wie z. B. der Verlag Ravensberg, Bielefeld, liefern den Standesämtern unentgeltlich populäre, oft reich bebilderte Broschüren über Säuglingspflege zur Verteilung an alle jungen Mütter. Gemeinverständliche Denkschriften des Reichsgesundheitsamts sind der „Leitfaden für die erste Hilfeleistung an Bord von Seefischereifahrzeugen"[1], die „Anleitung zur Gesundheitspflege auf Kauffahrteischiffen"[2], das Werk „Blattern und Schutzpockenimpfung"[3] und die zur Reichsgesundheitswoche 1926 verfaßten „Praktischen Winke für die Ernährung"[4]. Anläßlich der Internationalen Hygieneausstellung in Dresden 1930/31 wurden von ihm reich illustrierte „Fingerzeige zur Bewertung der Lebensmittel und Nahrung"[5] ausgearbeitet. Der Reichsausschuß für H. V. veröffentlichte unter Mitwirkung von Hausfrauen und Kochschulen Ratschläge für eine gesunderhaltende, abwechslungsreiche und sparsame Ernährung „Was koche ich morgen?", der Reichsausschuß zur Förderung des Milchverbrauchs einen Ernährungskalender, der Reichs-Seefischausschuß ein einschlägiges Kochbuch. Belehrung über Ernährung und Hauswirtschaft verbreiten auch das Organ des Reichsverbandes deutscher Hausfrauenvereine „Deutsche Hausfrau" und seine „Jahrbücher", von denen das für 1934 auch Abhandlungen über Rassehygiene und Luftschutz enthält, ferner das im Ullstein-Verlage erscheinende „Blatt der Hausfrau" und die Zeitschrift „Haushalt, Wirtschaft, Lebensführung" des Frauendienstverlages, Berlin. An die Hausfrauen richtete der Reichsausschuß für H. V. „1000 Winke für die Gesundheit" und gab eine von Dr. Maaß, Pinneberg, verfaßte Broschüre „Minimalernährung in der Notzeit" heraus. Von Schriften des Auslandes sei hier das allerdings in serbokroatischer Sprache geschriebene, unterhaltende und belehrende Lesebuch gegen den Alkohol von Dr. Štampar, Belgrad, erwähnt.

Es wurde schon angedeutet, daß die Kurpfuscherei gemeinhin noch immer nicht genügend als ein Krebsschaden für die Volksgesundheit angesehen wird. Blindlings werden von den Vielzuvielen die in den Vorträgen, Schriften und Zeitungsankündigungen[6] dieser üppig emporgewachsenen Irrlehre niedergelegten Auffas-

---

[1] 2. Auflage. Berlin: Julius Springer 1930.

[2] 6. Auflage. Berlin: Julius Springer 1929.

[3] 4. Auflage. Berlin: Julius Springer 1925.

[4] 2. Auflage. Leipzig: Georg Thieme 1932.

[5] Verlag des Dtsch. Hygienemuseums (Deutscher Verlag für Volkswohlfahrt), Dresden-A.

[6] Die Deutsche Gesellschaft zur Bekämpfung des Kurpfuschertums hat eine Prüfungsstelle für Zeitungsanzeigen eingerichtet und mit dem „Verein deutscher Zeitungsverleger", dem rund 20000 Zeitungen angeschlossen sind, Richtlinien vereinbart, nach denen Annoncen auf ihre Aufnahmefähigkeit im Sinne der Volksgesundheit geprüft werden. Diese Prüfungsstelle wird auch von zahlreichen Einzelfirmen bereits in Anspruch genommen.

sungen und Ratschläge aufgegriffen und befolgt. Die oft gewandt geschriebenen Artikel verführen durch geschickte Darstellung und bedenkenlose Behauptungen den unsachverständigen Leser, dessen Urteil nicht ausreicht, um Wahres vom Falschen zu unterscheiden. Eine Gegenaktion mit gleichen, aber gerechten Waffen hat seit langem der „Gesundheitslehrer" der Gesellschaft zur Bekämpfung des Kurpfuschertums unternommen, die im übrigen auch mit ihrer Zeitschrift „Deutsche Gesundheitsfragen für Eltern, Lehrer, Ärzte" sich auf diesem Gebiete redlich bemüht. Wenn der Einzelne von Jugend auf in volkshygienischer Kenntnis und Übung erzogen wird, dürfte allerdings die Kritik das ihre tun, um mit dieser unheilvollen Erscheinung womöglich aufzuräumen. Reklamefunksprüche für marktschreierisch angepriesene Heilmittel und Apparate sind 1933 in Preußen verboten worden, ebenso alle mit Gesundheitsberatung, Heilbehandlung und Vertrieb von Heilmitteln einhergehenden gesundheitlichen Vorträge in öffentlichen Versammlungen. Auch zahlreiche irreführende oder verhetzende Bücher und Zeitschriften kurpfuscherischer Art wurden polizeilich dem Verkehr entzogen.

Sehr verdienstvoll haben über 30 Jahre hin die deutschen „Blätter für Volksgesundheitspflege", die die Zeitschrift des Preußischen Landesausschusses für Volksbelehrung waren, auf allen hygienischen Gebieten den Kampf gegen Unsitten und Mißbräuche geführt und volkserzieherisch gewirkt. Auch der „Ärztliche Wegweiser", Halbmonatsschrift für Hygienische Volksbelehrung, Berlin (Dr. Georg Maschke) und seine Hygienekorrespondenz" beteiligt sich seit Jahren daran, ebenso die „Gesundung" für die rund 350000 Mitglieder der Reichsbahnbeamten-Krankenversorgung.

Für das Ausland wäre die von der Ärztegesellschaft der Vereinigten Staaten von Nordamerika herausgegebene, künstlerisch und typographisch hervorragend ausgestattete, vielgelesene Monatsschrift Hygeia (The Health Magazine), hervorzuheben, die namentlich bei den dortigen Schulbehörden Anklang gefunden hat. Auch der Surgeon General der Vereinigten Staaten nimmt sich der Volksaufklärung an und veröffentlicht wöchentlich kurze „Gesundheitsneuigkeiten" (im Februar 1931 z. B. über Klima und Tuberkulose, Bleivergiftung durch Spielzeug und die Ergebnisse von Untersuchungen über verschiedene Probleme der Volksgesundheit).

Schweizer Lehrer schreiben für ihre Fachblätter Muster von hygienischen Schullektionen, die sich immer auch an Herz und Gemüt wenden, oft große Taten der Menschenliebe beleuchten

und die Jugend zur praktischen Mithilfe in der Kinderfürsorge-
bewegung anfeuern. Zu erwähnen wären hier auch die Broschüren
über „Handarbeitstätigkeit für Schulentlassene" und die „Mutter-
briefe" der 1912 begründeten Schweizer Stiftung „Pro Juventute". Vor allem aber ist deren geschmackvolle Monats-
zeitschrift für Jugendfürsorge und Jugendpflege rühmend hervorzuheben, die von einer Höhe des Verantwortungsgefühls, von einer
Treffsicherheit, Mannigfaltigkeit und Innigkeit des Inhalts Zeugnis
ablegt, wie sie nicht leicht wieder erreicht werden dürften. Wer
einige Jahrgänge aufmerksam durchliest, wird mit mir darin
übereinstimmen. So erfüllt die Zeitschrift hochgelobt die vornehme
Aufgabe der Stiftung, die Verantwortlichkeit für die Jugend und
in der Jugend zu beleben und zu vertiefen. Die für die reifere
Jugend bestimmte Schriftreihe „Junge Schweizer", ein Blatt
der Freizeitbeschäftigung für Knaben und Mädchen, das in einem
Jahr eine Verdreifachung der Abonnentenzahl erreichte, der
„Schweizer Kamerad" und ein ähnliches Blatt „Écolier
Romand" für die romanische Schweiz sind weitere ehrenvolle
Kundgebungen. Das 1931 im Zentralsekretariat Pro Juventute
gegründete Schweizerische Jugendschriftwerk dient mit
seinen Schriftenreihen der Unterhaltung und Belehrung und för-
dert die jungen Menschen geistig, seelisch und körperlich in Gesundheitspflege, Spiel und Sport. Demselben Ziele eifert die für
das Jungrotkreuz bestimmte Zeitschrift „Deutsche Jugend" des
Deutschen Roten Kreuzes nach.

Einige Worte über die Verwendung der Poesie. Gereimte
Gesundheitsregeln lernen sich leichter als solche in ungebundener
Sprache. In amerikanischen Schulen singen die Kinder in jeder
Klasse andere gesundheitliche Lieder. Für Kinder ist diese Lehr-
methode sicher auch sehr angebracht. Nur gibt es, abgesehen von
den schönen deutschen Wanderliedern, noch zu wenig derartige
Erzeugnisse bei uns. Ein hübsches Schielied in Schwyzer Dütsch
aus dem Februarheft 1926 von „Pro Juventute" möge hier folgen:

Schie-Lied.

1. Mier fahre Schie dur Täler us und ie, und wen i chünig wär, i lüff
dervo. I lüff und lüff dem Himmel zue mit brave Brätter a de Schueh
und tät den Ängel pfieffe, si sölle mi begrieffe.

2. A Christianiasschwung, a hüsli-höche Sprung i tiefe Pulverschnee,
was wotsch no meh! Das stübt und würblet Wulken uf, wär flügt, steit
hurti wieder uf; wär das nit cha uf Ärde, sött nie a Ratsherr wärde.

Melodie s. Berner Schulblatt, Schulpraxis S. 29 (1924).

H. Schraner, Lehrer, Matten b. I.

Ich möchte glauben, daß man geeignete Regeln auch in
Kouplets, Schnadahüpfl'n und dergleichen heiteres Gewand wir-

kungsvoll einkleiden kann. „Lerne lachend" ist ein bewährtes Motto! Zu wünschen wäre es freilich, daß deutsche Dichter sich der Verherrlichung einer gesunden Lebensweise, namentlich auch der Körperübung in Sonne, Luft und Wasser, des Bergsteigens, des Eislaufs (der Goethe und Klopstock zu Gedichten begeisterte) mehr annähmen. Diese tiefen Bronnen der Stärke, der Geschicklichkeit, der Schönheit sind noch längst nicht ausgeschöpft. Und sind die innigen Beziehungen des Menschen zur Natur in Ruhe und Erregung, der Trotz, den er den Elementen entgegensetzt, um sie zu überwinden, die harmonische Ausbildung der vollen leiblichen und geistigen Persönlichkeit durch eigene Kraft nicht würdige dichterische Vorwürfe? Ein schmales Bändchen „Poesie der Leibesübungen", gesammelt von Carl Diem, ist im Verlage von A. Reher, Berlin, erschienen.

Der ehemalige Reichsausschuß für hygienische Volksbelehrung veranstaltete ein Preisausschreiben für Ärzte über gereimte, kurze und schlagende Gesundheitsregeln.

Inschriften und Sprüche. In Verkehrsmitteln und in Räumen, in denen Menschenansammlungen stattfinden, wie in Eisenbahnwagen, Autoomnibussen, in Kirchen, Standesamtszimmern, Schulzimmern und -korridoren, Fürsorgestellen, Wartesälen, Postabfertigungsräumen u. a. sollte man an auffälliger Stelle dem Zweck des Raumes entsprechende Gesundheitsregeln in würdiger Form der Öffentlichkeit unterbreiten. Das Spuckverbot in deutschen, italienischen und anderen Gotteshäusern und in deutschen Eisenbahnen, drastische Wandinschriften über gesundheitliche Mißbräuche in Schweizer Tuberkulosefürsorgestellen (wie: Du spuckst in die Lunge deines Nächsten, wenn du den Auswurf auf den Boden entleerst) haben sicher bereits einen gewissen Nutzen gestiftet. Aber man könnte auch seitens der Behörden hierin noch viel weiter gehen.

Merkblätter. Die Wirkung von Merkblättern wird von manchen Seiten gering eingeschätzt. Freilich beobachtet man ja nicht selten, daß z. B. die amtlichen Verhaltungsvorschriften für die Angehörigen der Erstimpflinge und für die Wiederimpflinge bald nach der Aushändigung fortgeworfen werden, und daß öfters wohl auch die vom Reichsgesundheitsamt ausgearbeiteten Merkblätter für Eheschließende zerknüllt in den Korridoren der Standesämter umherliegen. Meist werden sie aber doch mitgenommen und vielfach auch gelesen und beachtet. Das Reichsgesundheitsamt hat jedenfalls mit seinen volksbelehrenden Merkblättern[1] für Eheschließende, über Cholera, Typhus, Ruhr, Diphtherie, Grippe, Tuberkulose,

---

[1] Verlag von Julius Springer, Berlin.

Alkohol, Geschlechtskrankheiten[1], die Mückenplage und ihre Bekämpfung, die Fliegenplage und ihre Bekämpfung, über Bekämpfung der Ratten und Hausmäuse, mit dem Kreuzottermerkblatt und demjenigen über Bartflechte und scherende Flechte, über Bandwurm und Trichinen, ferner mit dem Merkblatt „Tod dem Ungeziefer", über Milch, Pilze, Teemischungen, dem Merkblatt über Kohlenoxydvergiftung im täglichen Leben, dem Elektrizitätsmerkblatt (elektrische Unfälle in der Haushaltung), sowie dem Merkblatt für Arbeiter in Chromgerbereien, über Händereinigung bei der Herstellung und Verwendung von Farben, dem Blei- und dem Lärmmerkblatt für gewerbliche Betriebe keine schlechten Erfahrungen gemacht. Sie wurden in vielen Exemplaren nicht nur beim Verleger, sondern auch beim Amte selbst nachbestellt, zumal bei Neuauflagen zeitgemäße Änderungen stattfanden. Gemeinden, allerlei Schulen, Gewerbebetriebe bedienen sich ihrer oft auch als Grundlage für einen aufklärenden Unterricht. Das Reichsgesundheitsamt wird seine Merkblätter im Bedarfsfalle also noch weiter zu vermehren suchen. Auch das vom Deutschen Roten Kreuz[2] herausgegebene Merkblatt „Wie erhalten wir uns gesund? Zehn Gesundheitsregeln für Jedermann", das vom Reichsausschuß zur Förderung des Milchverbrauchs herausgebrachte „Milchmerkblatt" und die vom Reichs-Seefischausschuß veröffentlichten Merkblätter „Seefische als Volksnahrungsmittel" und „Seefische als wertvolle Vitaminträger" sowie diejenigen des Deutschen Ärztebundes zur Förderung der Leibesübungen „Warum ist die ärztliche Überwachung der Sporttreibenden notwendig?" und „Mädchen und Frauen treibt Leibesübungen!" haben sich als erfolgreich erwiesen. Wichtig ist, diese Belehrungen von sachverständigen zentralen Stellen herauszugeben, schon damit eine neue Bearbeitung erleichtert wird; kleiner Druck, ungegliederter, eintöniger Text sind zu vermeiden. Auch Merkblätter mit Reim (Knüttelverse) und Bild haben ihren Weg gemacht; eine Dosis Humor kann dabei nicht schaden. Gesundheitsregeln und Gebote in solcher Form dürften sich gewiß leichter einprägen. Der alte, von Dr. med. Hoffmann verfaßte und illustrierte Struwwelpeter, eine Sammlung von Merkblättern für Kinder, wird nicht

---

[1] Allgemeine gesundheitliche Belehrung; Belehrungsmerkblätter für kranke bzw. für aus der Behandlung entlassene Personen; Merkblätter für kranke Seeleute auf Schiffen mit und ohne Arzt.

[2] Bearbeitet vom früheren Reichs- und Preußischen Landesausschuß f. H. V. und der damaligen Arbeitsgemeinschaft sozialhygienischer Reichsfachverbände.

umsonst noch heute verlegt. Mit Recht geschätzt sind auch die von Dr. Dohrn verfaßten drastischen Mahnungen trotz und wegen ihrer etwas grobschlächtigen Zeichnung und Farben[1]. Es läge nahe, daß die Bilderbogen „aus Neu-Ruppin, gedruckt bei Gustav Kühn", die seit vielen Jahrzehnten manches Wissen in eigenartiger Form verbreiteten, sich auch mit der volkshygienischen Aufklärung, insbesondere in der ländlichen Bevölkerung, befaßten. Der Reichsausschuß für H. V. hatte in seinem Archiv eine Sammlung von Merkblättern angelegt, um Anfragenden über bereits Vorhandenes Auskunft geben zu können und solche Persönlichkeiten, die etwa Merkblätter verfassen wollten, vor Doppelarbeit zu bewahren. Er gab Mustermappen für populäre Merkblätter heraus, die viel Anklang gefunden haben.

Gesundheitsunterweisungen auf die Rückseiten von Formularen, Quittungen usw. aufzudrucken, empfiehlt sich kaum, da sie hier zumeist unbeachtet bleiben werden. Dagegen könnte man daran denken, auf Massenartikeln wie Bonbons-, Schokoladenkartons knappe Gesundheitsbelehrungen mit Anpreisung des Inhalts zu verbinden, z. B. „Sarotti-Milchschokolade, schmeckt am besten, wenn dein Mund sauber ist", auf Seifenpackungen: „Es hat sich noch kein Mensch zu oft gewaschen" und dergleichen mehr.

Die bereits mehrfach erwähnte Stiftung „Pro Juventute" in Zürich legt der Hilfe der Tageszeitungen einen so hohen Wert bei, daß sie den Vorstehern ihrer zahlreichen Geschäftsstellen Tagespresse. hierfür eindringliche Ratschläge in die Hand gegeben hat. Ich möchte einige Sätze aus diesem Rundschreiben wörtlich anführen.

„Eine der vorzüglichsten Waffen ist heute die Presse. Sie reicht in alle Mansarden und Berghöfe hinauf. Presse und Fürsorgearbeit sind unzertrennlich. Solide Pressepropaganda ist ein Stück geduldiger Volkserziehung. Erziehen aber heißt hier, nicht nur etwas einmal bekanntmachen, sondern langsam den Willen gewinnen, werben. Zehn kurze Artikel sind besser als ein langer. Liebe zur Sache, Vertrautheit mit dem Volke und eine gewisse Gabe, klar und volkstümlich zu schreiben, schlägt bald die Brücke zum Schriftleiter und zum Leser. Dein Stoff? Sei zunächst dein eigener Reporter! Ohne Fühlung mit dem Volk und seinen Erlebnissen merkst du nicht, wo es der Schuh drückt. Das Leben liefert die schlagendsten Beweise, und Beispiele sind besser als dürre Gedanken. Lege dir selbst eine kleine Materialsammlung an, beute Zeitschriften und Tageblätter aus, bitte uns um Bücher, Broschüren, einzelne Artikel, Klischees zu Illustrationen. Der gleiche Artikel paßt nicht für jedes Blatt, für Bauern und Arbeiter, katholisch und evangelisch, freisinnig und konservativ. Die Zeitung ist keine Windfahne, sondern eine Persönlichkeit. So muß auch der Artikel ihrem Charakter entsprechen. Das Publikum liest oberflächlich,

---

[1] Ferner „Au Backe, mein Zahn!" von Dr. Schinkel, „Milchzahnrat" in Bochum.

ist aber zugleich anspruchsvoll. Deine Mitteilungen seien daher abwechslungsreich; wähle Stoffe, die möglichst viele interessieren. Tritt mit einem freundlichen Gesicht vor die Leser. Jeder Artikel, auch der ernste, soll ein Stück blauen Himmel und die Sonne zeigen. Kein schlechtes Deutsch! Auch die schlichte Mitteilung sei sorgfältig geschrieben; sag' deine Sache kurz und klar. Dein Stil sei aber bildhaft und anschaulich, warm und doch sachlich, ohne falsche Intimität. Spitzmarke und Titel seien zügig gewählt. Sei dankbar für redaktionelle Änderungen an deinem Manuskript; der Schriftleiter weiß schon, wie die Sache am besten auf den Leser wirkt. Verliere die Geduld nicht, wenn sich zunächst kein Erfolg zeigt. Auf Opfer, die den anderen dienen, ist auch dies Stück sozialer Arbeit eingestellt. Was so von Herzen kommt, geht auch zum Herzen."

Eine wohldurchdachte Weisung, die auch auf deutsche Verhältnisse durchaus paßt. Frische Tätigkeitsberichte und Ankündigungen der Stiftung selbst füllen z. B. im Züricher Tagesanzeiger oft eine volle Seite. Auch mir scheint es besonders wichtig zu sein, den Samen der Volksbelehrung in alle Tageszeitungen hineinzustreuen. Hier werden solche Artikel von jung und alt gefunden. Es wird sich keine Zeitung vom „Käseblättchen" bis zur „großen Zeitung" gegen solche Zusendungen sperren, wenn der Inhalt dem Verständnis der Leser und dem Charakter der Zeitung entspricht. Daß selbst die kleinen „Kreisblätter und Zeitungen" im allgemeinen solche Stoffe gern aufnehmen, hat auch in früheren Zeiten mancher beamtete Arzt erfahren können. Richten doch schon aus eigenem Antriebe große und mittlere Zeitungen bei ihren Lesern die Aufmerksamkeit auf gesundheitliche Fragen; bei einigen sind sogar Ärzte als Redakteure angestellt oder als ständige Mitarbeiter beschäftigt. Manche von ihnen beschränken sich allerdings nur mehr auf eine wöchentliche Medizinische Rundschau, die über Krankheiten berichtet und neue wissenschaftliche Forschungen, Heilverfahren und Heilmittel mitteilt. Grundregel dabei aber sollte sein, dem Laien nur gesicherte Tatsachen der medizinischen Forschung zu vermitteln! Eine stattliche Reihe von Belehrungsaufsätzen, die aus dem Hamburger Hygienischen Staatsinstitut stammten, hatte vor einigen Jahren der „Hamburgische Korrespondent" veröffentlicht. Kürzeren Artikeln über wichtige Krankheiten und Seuchen, Nachrichten über gesetzliche Maßnahmen und Verordnungen, über Kurpfuscherei, lokale und allgemeine Gesundheitsstatistik u. a. kann man aber in fast allen Zeitungen begegnen. Pressekorrespondenzen verschaffen auch der mittleren Zeitung solchen Stoff. Für die Versorgung der kleinen Lokalpresse (Kreisblätter) wäre es indessen immer höchst verdienstlich und zu wünschen, daß Medizinalbeamte, Schul- und andere Kommunalärzte, Lehrer und andere Volkserzieher sie mit kürzeren gesundheitlichen Abhandlungen oder Mitteilungen versehen, und zwar namentlich mit solchen, die für die örtlichen Verhältnisse von Bedeutung sind. Eine einfache Statistik mit Erläuterung braucht man dabei nicht zu scheuen. Verhaltungsmaßregeln bei Epidemien dürften dankbar begrüßt werden. Sehr wertvoll würden auch kleine Abbildungen sein; die Klischees hierzu müßten vom Reichsausschuß für Volksgesundheitsdienst, dem Deutschen Hygienemuseum oder vom Reichsministerium für Volksaufklärung und Propaganda bereitgestellt werden. Den bedeutungsvollen Arbeitsbereich des ärztlichen Zeitungs-Mitarbeiters umreißt ein trefflicher Aufsatz des Referenten im **Reichsministerium für Volksaufklärung und Propaganda Dr. Thomalla**[1]. Er stellt die richtige Forderung auf, daß jede ernst zu nehmende Zeitung einen vollwertigen ärztlichen Mitarbeiter haben müsse, der unter völliger Wahrung des Wunsches und Willens der Regierung und ihrer Organe die gegebenen Anregungen aufgreift, geistig verarbeitet und mit einer persönlichen, redaktionellen, vielleicht auch örtlichen und landschaftlichen Note versieht, wie sie die Leser gerade seines Blattes erwarten. Vonnöten ist ferner, daß die Zeitungen entsprechend der Zielsetzung des nationalsozialistischen Regierung sich verantwortungsbewußt eingehend mit der Rassenkunde, Rassenhygiene, der Erbbiologie und Bevölkerungspolitik befassen. Im Kampfe um die Volksaufartung veranstaltet das eben erwähnte Ministerium und das Reichsinnenministerium zeitweilig **Pressekonferenzen**.

Von großem Vorteil wäre es, wenn auch **Familienzeitschriften** im Range des Daheims, der Gartenlaube, des Universums häufiger kleinere volkshygienische belehrende Abhandlungen enthielten. Dies wäre auch wohl eine schöne Aufgabe der Münchener „Jugend" in Prosa, Poesie und Bild. Und könnte nicht die leichtgeschürztere Belletristik in der Art der Zeitschrift „Gute Laune" (Scherl-Verlag), des „Uhu" (Verlag Ullstein) usw. hierfür gewonnen werden? Der Presse nur Rohstoff zu geben, empfiehlt sich dort, wo in kurzer Zeit zu eindringlicher Werbung für einen bestimmten Zweck vielerlei Anregungen in viele Blätter gelangen sollen, oder wo der Einsender sich selbst eine geeignete Fassung nicht recht zutraut. Sonst schreibe man z. B. in den **Untergruppen des Reichsausschusses für Volksgesundheitsdienst** selbst, was man für ersprießlich hält. Auch die Presse schätzt Persönlichkeitswerte. Und es besticht manchen Leser kleiner Blätter doch nicht wenig, wenn er sieht, daß „unser Herr Medizinalrat" oder „unser Herr Doktor" selbst den Artikel geschrieben hat.

[1] Zeitungsverlag 1933 Nr. 34.

Um durch die Presse in Stadt und Land hygienische Aufklärungsarbeit zu leisten, hatte der Reichsausschuß für H. V. eine eigene, ärztlich geleitete Pressestelle geschaffen. Allmonatlich wurden in einer Auflage von 3500 Stück Pressemitteilungen in Form von kurzen volkshygienischen Artikeln den mittleren und kleineren deutschen Zeitungen zum kostenlosen Abdruck zur Verfügung gestellt (darunter auch solche in Maternform und mit Abbildungen). Ferner erhielten einige Pressekorrespondenzen, z. B. der amtliche Pressedienst von Preußen, Thüringen, Baden und Mecklenburg-Schwerin kurze Artikel, die an aktuelle Fragen und Geschehnisse anknüpften. In den versorgten Bezirken waren rund 300 Vertrauensleute wie Kreisärzte, Kommunalärzte, Lehrer, Geistliche gewonnen, die ihren persönlichen Einfluß auf die Zeitungen geltend machten und unter den Artikeln nach den lokalen Bedürfnissen eine Auswahl trafen. In Aufrufen wurde die deutsche Ärzteschaft gebeten, ihre Bereitwilligkeit zu literarischer Mitarbeit an der Pressekorrespondenz zu erklären. Die Arbeiten sollten gesundheitliche und hygienische Fragen behandeln, die den Durchschnittsleser für die Gesunderhaltung seines eigenen Körpers persönlich und praktisch interessierten, mußten kurz gehalten (60—70 Schreibmaschinenzeilen), gemeinverständlich und volkstümlich geschrieben sein. Originalartikel hygienischen Inhalts wurden auch an Kalender, Familien-, Frauen-, illustrierte und andere Zeitschriften, z. B. von Krankenkassen, Beamten- und Angestelltenverbänden vermittelt. Durch seine „Wohlfahrtskorrespondenz" teilt der Reichsausschuß für Volksgesundheitsdienst auch statistische Nachrichten z. B. über Fehlgeburten, Kindbettfieber, § 218 Strafgesetzbuch, über die Zunahme der Eheschließungen, über die Entwicklung der Berufskrankheiten der Öffentlichkeit mit. Die dem Reichsausschusse beigetretene Arbeitsgemeinschaft für Volksgesundung läßt gleichfalls eine Korrespondenz erscheinen, in der Rassehygiene, Eugenik und Sozialethik zu Worte kommen. Auch das Aufklärungsamt für Bevölkerungspolitik und Rassenpflege der deutschen Ärzteschaft gibt eine Korrespondenz für Zeitungen heraus. Wichtige Abhandlungen bringt ferner der Verlag von Brammer, Berlin, in seiner Korrespondenz für Rasseforschung und Familienkunde.

c) Abbildung.

Anschauung ist das Fundament der Erkenntnis. Das Bild gibt die größte Anschaulichkeit, vermag ohne nähere Erklärung auszukommen und seinen Inhalt allein deutlich zu machen. Schon die Kreidezeichnung, die der Lehrer mehr oder minder kunstvoll an die Wandtafel malt, hilft dem Schüler zu besserem Verständnis der mündlichen Darstellung[1]. Sehr bewährt haben sich auch die Zeichnungswettbewerbe, die unter dem Motto „Gesundheitliches Streben und kindliches Erleben" vom Reichsausschuß für H. V. zum Festhalten der erworbenen Kenntnisse in Berliner Schulen veranstaltet wurden, um in Bild und Wort hygienische Belehrungen oder Mißstände darzustellen. Die aus den verschiedensten Altersstufen stammenden Arbeiten zeigten viel Originalität und technische Fertigkeit. Die nach Erfindungsgabe und Ausführung wertvollsten Leistungen wurden in zwei Wanderausstellungen den Landes- und Provinzialausschüssen für H. V. auf Wunsch zur Verfügung gestellt, um ähnliche Wettbewerbe anzuregen.

Illustriert das Bild einen Text, so wird dieser plastischer und blutvoller. Für Lehrzwecke ist es unentbehrlich und wird z. B. in Büchern und Schriften auch vielfach angewandt. Aber selbst dort, wo man, wie namentlich zum Zwecke des Selbststudiums bei Leuten mit Volksschulbildung, das Eindringen in den Stoff auf alle Weise erleichtern muß, wird man gut tun, mit Abbildungen nicht zu verschwenderisch umzugehen. Man begegnet nicht selten Büchern, in denen die vielen Illustrationen, die man nicht immer als Vollbilder zwischen den Druckseiten unterbringen kann, den Text und den gedanklichen Faden zerreißen, so daß sie mehr ablenken als dem Verstehen nützen. Bei Werbeschriften braucht man indessen mit charakteristischem Bildwerk nicht sparsam zu sein, da man den Text absichtlich knapp hält, um die Überzeugungskraft des Bildes sich voll auswirken zu lassen. In den Text Annoncen von Handelsfirmen einzufügen, muß unbedingt verworfen werden. Es empfiehlt sich, die Abbildungen auf ihre Richtigkeit vom Arzt vorher prüfen zu lassen.

Plakate und Illustrationen. Dies gilt auch für Werbeplakate und Werbebilder. Sie sollen im Nu das Interesse des Publikums erwecken, in die Augen springen und fesseln. Überstürzen sie sich, so verwischt sich der Eindruck, auch wenn sie verschiedene Gebiete der gesundheitlichen Belehrung darstellen und jedes einzelne gut erdacht ist. Zur Werbung für eine Ausstellung oder eine Gesundheitswoche genügt ein schlagkräftiges Plakat, dessen Erfindung man dem künstlerischen Wettbewerb überlassen muß. „Das Auge" der Internationalen Hygiene-Ausstellung in Dresden von 1911, die „einen Schmiedehammer aus der Erde reckende Faust" einer deutschen

---

[1] Geeignete Vorlagen hierzu liefert u. a. das III. Heft der „Faustskizzen" des Verlages Ernst Wunderlich, Leipzig 1931.

Gewerbeausstellung waren äußerst gelungene Beispiele für eine treffsichere künstlerische Leistung. Ebenbürtig sind diesen amerikanische Plakate, die zwar etwas übertreibend, aber machtvoll, z. B. zum Kampf gegen die Geschlechtskrankheiten aufrufen.

Ein solches bringt z. B. lediglich eine Wiege ohne Kind mit der Unterschrift „Leer!“. Ein anderes zeigt den Lokomotivführer auf der Maschine, der sich hinauslehnt, um die Bahnstrecke vor sich zu überschauen. Unterzeichnet ist das Bild mit der Mahnung: „Er trägt die Verantwortung für die, die hinter ihm kommen; tragt auch ihr sie für eure Nachkommenschaft!“ Ein drittes rät Ehebewerbern die ärztliche Untersuchung an und veranschaulicht dies, indem es einen jungen Mann und ein Mädchen verbundenen Auges einen Abgrund zuschreiten läßt.

Gesundheitliche Vorgänge scheinen aber im allgemeinen die Phantasie der berufsmäßigen Maler und Graphiker noch wenig zu befruchten. Jedenfalls begegnet man auf den den Bildprüfungskommissionen eingereichten Entwürfen bisweilen einer erstaunlichen Erfindungsarmut, und die alten Symbole der Schlange, des Lebensbaumes, der aufgeschlagenen Belehrungsbücher (womöglich noch ausländischer) kehren immer wieder. Häufiger paradiert auch derselbe langweilige, nackte Jüngling mit erhobenen Armen bald als Badeengel vor einer Ausstellung von Kurorten, bald vor dem Eingang zu einer Sportarena, hat sich aber zu diesen Feierlichkeiten noch nicht einmal das Gesicht gewaschen.

Es spricht für die Güte, wenn man sich bei einem Werbeplakat mancherlei denken kann. So wird „das dem Sternhimmel nahe Auge“ der Dresdener Ausstellung verschiedenen Betrachtern verschiedenes gesagt haben. Mir war es das Auge des Goetheschen Türmers „Zum Schauen bestellt“. Manche Plakate und Werbebilder leiden infolge Überladenseins mit figürlichen Darstellungen unter zu großer Lehrhaftigkeit, besonders wenn dazu noch ausgedehnte textliche Erklärungen gegeben werden. Andererseits sind Künsteleien und Verschwommenheiten in der Darstellung durchaus vom Übel. Man kann sonst böse Kritiken der Beschauer zu hören bekommen, wie ich folgende belauschte: Vater und halberwachsener Sohn betrachten auf einem Berliner Stadtbahnhof das Werbeplakat für eine Ausstellung über Krebsbekämpfung.

Vater: „Kampf dem Krebs?“ Wieso denn? Krebse schmecken jut...
     Aber det is doch 'ne Krabbe un keen Krebs! Der Krebs hat eenen
     langen Schwanz... Det kannste im Sommer in jede Fischhand-
     lung sehen...
Sohn: „Weeß ick! Kiek mal, Vater, rot gekocht is se ooch schon und
     eenen Rüssel hat sie wie dat Jummiröhrchen an meenem Fußball.
     Un an der linken Seite fehlt ihr schon een Been!“
Vater (lesend): „Mittwochs nur für Frauen“. Ha, ha, die sollen da die
     Krabben kochen lernen!... (Liest den Namen des Ausstellers)

Nee, nee det soll woll ne Abbildung von die Krankheit sin ...,
woran neilich de olle Schulzen im zweeten Hinterhaus gestorben is?"
Sohn: „Kraucht bei die Krankheit so 'n Tier im Menschen 'rum?"
Vater: „Nee, Orje, det is woll nich meechlich..."
Sohn: „Na, wat malen se denn erst so'n Quatsch!..."

Der Zeichner hatte offenbar darstellen wollen, daß die Krebs-
geschwulst in der weiblichen Brust in ähnlicher Verzweigung
wächst, wie es der Umriß der Krabbenfigur andeutet, und kneifende
Schmerzen daselbst hervorruft. Das wissen wohl noch nicht einmal
alle Mediziner; was bei solchen Unklarheiten aber für die Belehrung
der Massen herauskommt, beweist das Zwiegespräch. Auf dem
Plakat waren außer der Zeichnung nur die bereits angegebenen
Hinweise, der Aussteller und das Ausstellungslokal vermerkt.
Übrigens arbeitete damals auch das Plakat der Ligue Française
contre le cancer mit dieser falschen Darstellung. Immerhin sind,
besonders auch aus dem Auslande, zahlreiche zweckentsprechende
Plakate bekannt geworden. In ihrer Einfachheit und Treffsicherheit waren z. B. diejenigen der bevölkerungspolitischen und erbbiologischen Aufklärungsaktion des Reichsministeriums für
Volksaufklärung und Propaganda und der NS-Volkswohlfahrt im Winter 1933/34 als sehr gelungen zu bezeichnen.
So könnte auch eine Abbildung aus der Schweizer Monatsschrift „Pro
Juventute" als Plakat für eine Ausstellung über Mütter- und Säuglingsschutz gute Verwendung finden. Auf einer blumigen Alm steht eine Kuh,
deren Gesichtsausdruck tiefes Staunen verrät. In einer Wiege vor ihr
liegt ein Säugling, der aus einer großen Milchflasche trinkt. Die Unterschrift
heißt: „Weiß denn deine Mama noch nicht, daß für Säuglinge die Mutter-
milch die beste Nahrung ist?" Im Hintergrunde des Bildes ragen die gewaltigen Berge, bedeckt mit ewigem Eis und Schnee als Symbole der
kühlen, unwandelbaren Wahrheit. Eine weitere Abbildung aus der gleichen
Zeitschrift wäre als Werbebild für einen Kleinkinderschutz-Tag brauchbar.
Ein Versammlungsraum, voll von Kleinkindern. Auf hochgestufter Redner-
tribüne ein Mädel von etwa 5 Jahren in der Haltung eines Volksredners.
Die Fragen, über die es spricht, sind auf Wandtafeln zu lesen: „Unser
gesetzliches Recht auf Kleinkindererziehung! Die Mutter gehört ins Haus!
Gebt uns Spielplätze — Automobilgefahr!" Die Mienen der Zuhörer sind
höchst gespannt. Man meint Zwischenrufe der Zustimmung zu vernehmen.
Darunter steht: „Kleinkinder können ihr Recht nicht selbst verteidigen.
Tun wir es für sie!" Und noch zwei Zeichnungen aus derselben Quelle
über Kinderernährung. An dem Beschauer vorbei marschieren im Kreise
Erbsenbüsche, Rettich und Radieschen, Salat, Weißkohl, Mohrrüben,
Kohlrabi in menschlicher Haltung und mit Menschengesichtern, doch als
Pflanzen deutlich erkennbar. Kleine Vögel zwitschern einen munteren
Text dazu. Die Unterschrift lautet: „Eßt mehr Vegetabilien, schränkt die
Eiweißernährung durch Fleisch und Eier ein!" Endlich: „Auf dem Küchen-
tische nahen sich im Zuge Milchkrug, Käselaib, Kakaopäckchen, das Brot,
ein Haferbreitopf und Einmachegläser mit Früchten. Einige von ihnen
blicken ernst, andere lustig und lockend darein, während vom Tellerborde
Kaffee- und Teekanne grämlich herabschauen. Die Erklärung: Statt Kaffee

und Tee empfiehlt der Arzt für den Frühstückstisch der Kinder: Milch und Kakao, Käse[1] oder Butter, Haferbrei und Früchte."

Neben allem Ernste tritt in diesen Bildern auch der Humor in sein Recht, um die Idee zu unterstützen. Es ist schon erwähnt, daß er in Vorträgen und Schriften wie Blumen in Kornfeldern erheitert und erfrischt. Der humoristische Einschlag auf Bildern, der besonders in Amerika so beliebt ist, verdient eine kurze Betrachtung. Bekanntlich ist der amerikanische Humor grobkörniger, trockener, grotesker und vielleicht auch ein wenig oberflächlicher als der deutsche. Dieser ist tiefer und gemütvoller. Man vergleiche Schriftsteller wie Mark Twain, Bret Harte mit Wilhelm Busch, Fritz Reuter, Wilhelm Raabe. Mögen auch unsere Plakat- und Werbebildkünstler dies bedenken und danach handeln. Jedenfalls scheint mir die Art des Humors, wie sie in schweizerischen und holländischen Abbildungen zutage tritt, für uns die stamm- und wesensverwandtere zu sein. Auch unsere deutschen Humoristen blicken aus einem „lachenden" und — weit entfernt von Tränenseligkeit — „aus einem weinenden Auge". Immer aber sei der Humor dezent und taktvoll!

In Frankreich werden künstlerische humoristische Bilderbücher und Ansichtskarten gern zur Aufklärung der Jugend verwendet.

Werbebilder mehr als Schmuck und zur Anregung findet man bereits in amerikanischen Tageszeitungen. Die Werbepostkarten der Stiftung Pro Juventute stellen sehr feine farbige Wiedergaben von Werken Schweizer Maler wie Röthlisberger, Markus Jakobi, Franzoin u. a., bunte Kinderszenen von Frau Spörri-Dolder, Blumenkinder von Milli Weber oder Werke der Schwarzweißkunst dar. Vielfach sind es Heimats- und Märchenbilder ernster und heiterer Art. Die künstlerischen Telegrammformulare der Stiftung, auf denen die Post den Inhalt des eingegangenen Telegrammes niederschreibt und die es in vornehm geschmücktem Umschlag austragen läßt, nehmen auf frohe und traurige Ereignisse Rücksicht. In älterer Malart ausgeführte Blumenstücke und -girlanden oder in neuzeitiger Darstellungsweise, z. B. eine in phantastisch-bunte Umgebung gestellte große weiße Taube mit vierblättrigem Kleeblatt im Schnabel, mit frohen Menschen besetzte Postkutschen am Sommertag, Ringelreihen zieren die Glückwunschtelegramme, während auf der Teilnahmebekundung in Schwarzweiß ein präraffaelitisch gehaltener Engel einen knienden Leidtragenden zu sich aufrichtet.

Postalische Mittel.

---

[1] Der Schweizer Hartkäse enthält bis zu 50% Butterfett.

Die Werbemarken tragen die schönen Wappen der verschiedenen Kantone oder liebliche Kinderköpfe in Tracht, schildern die Nationalspiele, die Landschaft u. a. Aus dem Verkauf dieser Werbebilder verschafft die Stiftung für sich und ihre Ortsgruppen einen sehr beträchtlichen Teil ihrer Finanzmittel (so im Jahre 1933 für Marken und Karten rund 790 000 Franken). Schweden verwendet Telegramme zur Werbung. Neuerdings bedient sich auch das Deutsche Reich solcher Werbemittel durch seine Wohlfahrts- und Nothilfepostzeichen und -postkarten, z. B. zur Kräftigung der Jugend, ferner die NSDAP. und manche Verleger, wie Fröhlich, Leipzig, mit seiner Nothelferkarte „Gasalarm".

In Frankreich erzielte das Comité national contre la tuberculose durch den Verkauf seiner Wohltätigkeitsmarken z. B. im Jahre 1929 20 Millionen Francs.

Das Stadtgesundheitsamt in Höchst a. M. versendet bei der Geburt eines Kindes an jede Mutter eine mit dem Bilde eines strampelnden Säuglings geschmückte Karte, auf der herzliche Glückwünsche ausgesprochen sind und zum Besuche der Mütterberatungsstelle dringend eingeladen wird.

Statistische
Schaubilder. Der Veranschaulichung von Statistiken durch Zeichnung in Kurven-, Säulen-, Kreisausschnitt- oder Würfelform möchte man neuerdings nur eine geringe Zugkraft beimessen. Man behauptet, daß sie nur Langeweile erzeugen und darum nicht angesehen werden. Auf Ausstellungen ist dann auch öfters die Beobachtung gemacht worden, daß die Besucher diejenigen Räume schnell durchwandern, in denen statistische Tafeln in Massen hängen. In der Tat ist ein solcher Pavillon öde und sollte daher nicht geschaffen werden. Die Leitung der Düsseldorfer „Gesolei" hat den Grundsatz verfolgt, solche Erhebungsergebnisse in Bildform darzustellen. Der Ausführung dieses Gedankens sind indessen natürliche Grenzen gesetzt; auch darf man dem Künstler die Aufgabe der Übersetzung nicht immer allein anvertrauen, sondern muß ihm von statistisch-sachverständiger Seite zur Hand gehen. Übrigens könnte man auch diese Bilder nicht in Mengen in einem Raum unterbringen, da sie dann ebenso wie die graphischen Tafeln den Beschauer verwirren würden. Auf die einzelnen Ausstellungsgruppen aber in mäßiger Zahl verteilt und an geeigneter Stelle angebracht, werden sie ebenso wie die genannten Schwarzweißdarstellungen günstig zur Erklärung beitragen. Schließlich können doch auch der einfache Mann und die älteren Kinder aus der Hebung und Senkung von Kurven, aus dem Kleiner- und Größerwerden von Balken, Würfeln usw. auf eine Verminderung oder Vermehrung, ein Absinken und Ansteigen schließen, besonders wenn man den Inhalt der Zeichnung noch durch einen Sinnspruch oder Sinnvers erläutern kann, den sich der Betrachter sofort merkt, wie z. B. unter der Kurve der Geburtenabnahme: „Die Geburtenzahl sinkt immer mehr. Einkindehe — Kindes und Volkes Wehe! Sollen wir den Ausfall an eigenen Arbeitskräften durch fremde ersetzen?" oder „Wo sich die Kurve der Geburten mit der Kurve der Sterblichkeit schneidet, beginnt der Abstieg eines Volkes! Die Geburtenzahl läßt sich heben, aber gegen den Tod ist noch immer kein Kraut gewachsen." Ein in unserer wirtschaftlichen Bedrängnis aber besonders wichtiger Beweggrund, an den einfachen, leicht herstellbaren Zeichnungen festzuhalten, ist gegenüber den hohen Kosten der anderen Darstellungsweise deren Billigkeit. Gesundheitliche Wandbilder und Anschauungstafeln in den Schulräumen sollten häufiger gewechselt werden, damit zur selbständigen Betrachtung ein größerer Anreiz geschaffen wird. Wechselrahmen, in denen er seine Sammlung von Stichen und Zeichnungen sich und seinen Besuchern vor Augen führte, besaß schon Goethe. Vom Deutschen Hygienemuseum wurden neuerdings 12 sehr empfehlenswerte Tafeln über Vererbungslehre, Bevölkerungspolitik und Rassenkunde auch für den Schulgebrauch geschaffen.

Anschauungsbilder in der Schule, in Betriebsräumen.

Auf Anregung des Reichsausschusses für H. V. sind zur Bekämpfung des Alkoholmißbrauches unter den Kraftwagenführern belehrende Plakate in den Aufstellungsräumen der Autodroschken aufgehängt worden. Vielfach wurde in Berlin bei Erteilung des Führerscheins ein Alkoholmerkblatt ausgehändigt. Erfrischungsräume in den Brennpunkten des Verkehrs führen alkoholfreie Getränke zu billigen Preisen.

Für die Schaufensterpropaganda gab der Reichsausschuß für HV. billige Plakate mit Wechselrahmen ab.

Ganz hervorragend lebenswahre Anschauungsbilder, z. B. über Tuberkulose, Geschlechtskrankheiten, Säuglingspflege und gewerbliche Erkrankungen hat die deutsche Hochbildgesellschaft, München, geliefert. Die durch Prägung hergestellten farbengetreuen Relieftafeln sind viel billiger, dauerhafter und leichter als Wachsmoulagen, so daß ihre Versendung z. B. auch bei Vortragsreisen ohne große Umstände und Kosten vor sich gehen kann. Diese Eigenschaften gestatten es auch, die Reliefs im Schulunterricht von Hand zu Hand zu geben, sie von kleinen Schülergruppen gemeinsam studieren zu lassen oder sie in den Korridoren der Schulen oder an öffentlichen Stellen (Gemeinde- und Wohlfahrtsämtern, Fürsorgestellen, Krankenkassenlokalen u. a.) im Interesse der Volksbelehrung auszuhängen.

Filme. Die mit vieler Mühe und großen Kosten hergestellten großen Volksbelehrungsfilme haben nicht ganz gehalten, was sie zu versprechen schienen. Dies erklärt sich zu einem Teil aus dem Wesen der Vorführung selbst, zum anderen aus der Einstellung des Publikums. Der Großfilm macht zwar Ereignisse und Vorgänge lebendig, indem er ihre Entwicklung vor uns abrollen läßt. Eine genaue Beobachtung und innere Verarbeitung der einzelnen Phasen aber wird sehr erschwert, wenn sich nicht Handlungen abspielen, sondern einzelne Anschauungsbilder aneinanderreihen. Noch mehr geht dem nicht sachverständigen Betrachter verloren, wenn wissenschaftliche Einschiebungen sich häufen und überhaupt der Film übermäßig lang ist. Vorgänge aus dem praktischen hygienischen Leben werden schon williger aufgenommen, besonders wenn sie mit unhygienischen Bräuchen sich abwechseln, die der Komik nicht entbehren. Vollends werden Filme über Leibesübungen gern betrachtet werden, da in ihnen eine anregende Bewegung zum Ausdruck kommt. Während des internationalen Fortbildungskurses für Medizinalbeamte in der Schweiz im Jahre 1924 wurden uns Spiel- und Sportfilme verschiedenster Art gezeigt. Diese prächtigen, in der Ebene und im Gebirge aufgenommenen Kunstwerke riefen in ihrem bezaubernden landschaftlichen Rahmen unser helles Entzücken hervor. Namentlich waren die Filme über Skifahrten der Schuljugend im Hochland und über das frohe Treiben in Schülerlagern von erlesenstem Geschmack; die Purzelbäume der Skianfänger fehlten natürlich nicht. Vorträge wurden hierzu nicht gehalten; sie wären auch völlig überflüssig gewesen. Ein ebenso hervorragendes Erzeugnis war der Großfilm „Wege zu Kraft und Schönheit" der Deutschen Hochschule für Leibesübungen.

Die wirksamste Aufklärung leisteten z. B. die Filme der ehemaligen Sozialhygienischen Reichsfachverbände (z. B. „Die weiße Seuche" des Dtsch. Zentralkomitees zur Bekämpfung der Tuberkulose, der Tonfilm „Feind im Blut" der Dtsch. Gesellschaft zur Bekämpfung der Geschlechtskrankheiten) und Erzeugnisse großer deutscher Filmgesellschaften[1] in Schulen oder Veranstaltungen von Krankenkassen, Gewerkschaften, Berufsorganisationen, bei denen eine zahlreiche Teilnehmerschaft von vornherein gesichert war. Für die gewohnheitsmäßigen Kinobesucher mußte man bisher ernste Filme meist in das übliche Programm einschmuggeln, damit das für das Filmdrama vorhandene Interesse sich auch auf jene Darbietung ausdehnte. Demgegenüber

---

[1] Dr. Thomalla: Das medizinische Filmarchiv bei der Kulturabteilung der Universum-Film-AG. in Berlin. Z. Med.beamte 1922.

gewannen die Tonfilme „Lustige Hygiene, Leberecht Klugs Abenteuer" des Reichsausschusses für H. V. und „Hans Paßaufs Erlebnisse", die der Verband der deutschen Berufsgenossenschaften für ihre Wahrschau (Scheu die Gefahr!)-Bewegung herausgebracht hat, durch ihre sehr gelungene Kombination von Natur- und Trickaufnahmen die Gunst des Kinotheaterpublikums in dem Maße, daß als Fortsetzung der ersten Serie noch die Hygiene des Schlafzimmers, der Morgentoilette und der Freistunden behandelt werden konnte. Im Sommer 1933 veranstaltete der Kommissar für die **Deutsche Gesellschaft zur Bekämpfung der Geschlechtskrankheiten** im Einvernehmen mit den zuständigen **Reichsministerien,** dem **Reichsausschuß für Volksgesundheitsdienst,** der Vertretung der **Ärzteschaft** und dem **Aufklärungsamt für Bevölkerungspolitik und Rassenpflege** einen vierwöchentlichen Aufklärungsfeldzug für die SA, SS, den Stahlhelm, die Krankenkassen und Gewerkschaften, die Frauen-, Jugend- und Sportverbände, für Lehrer, Geistliche und Eltern im ganzen Reiche. Im Kampfe gegen die „Geißel des Volkes" soll die Jugend wieder lernen, die Wunder der Fortpflanzung mit Ehrfurcht zu betrachten, sittliche Kräfte als entscheidend für die Aufwärtsentwicklung eines Volkes erkennen und sich an Körper und Geist gesund halten, um der Allgemeinheit zu dienen und die Gewähr für eine gesunde Nachkommenschaft zu bieten. Die Beratung von etwa 40 000 Jugendlichen in Berlin erfolgte durch Lichtbild- und Filmvorträge im Wallnertheater in Gegenwart ihrer Eltern und Lehrer.

Der Reichsausschuß für Hygienische Volksbelehrung hatte eine eigene Filmstelle eingerichtet, die geeignete Filmgesellschaften zur Herstellung von Lehrfilmen jeweils beriet, aber auch bei der Herstellung neuer Filme mitwirkte. Ferner begutachtete sie hygienische Filme, gab über sie Auskunft, unterhielt Verzeichnisse empfehlenswerter Erzeugnisse und vermittelte ihren Ankauf oder die leihweise Beschaffung zu billigen Preisen. Verdienstlicherweise nahm er auch eine Sichtung der vorhandenen Aufklärungsfilme vor und brachte die brauchbaren in ein Verzeichnis. Ferner stellte er mit der Selbstaufführung der Filme „Geißel der Menschheit", „S. Majestät das Kind" und „Des Menschen Zähne und ihre Pflege" fest, daß unter Verbilligung der Leihgebühren und Verbesserung der Organisation auch von den Unterstellen der Landes- und Provinzialausschüsse die Filme noch mehr als bisher zur Belehrung herangezogen werden könnten, und gewann die Zusage des Deutschen Lichtspielbundes, durch seine lokalen Organe derartige Aufführungen mit Rat und Tat zu unterstützen.

Die Herstellung, Verteilung und Verleihung von Lehrfilmen geschah teils durch die **Filmproduktionsfirmen** selbst, die Verleihung auch von dem **Bunde deutscher Lehr- und Kulturfilmhersteller e. V.**, Berlin SW 68, Kochstr. 11, zu dem der **Verlag für wissenschaftliche Filme**, Berlin NW, Luisenstraße 51, gehörte, ferner von dem **Deutschen Lichtspielbund**, Berlin, Bochumer Str. 8b, den **Sozialhygienischen Reichsfachverbänden** wie dem **Deutschen Zentralkomitee zur Bekämpfung der Tuberkulose**, der **Deutschen Gesellschaft zur Bekämpfung der Geschlechtskrankheiten**, dem **Kaiserin Auguste Viktoria-Hause**, **Reichsanstalt zur Bekämpfung der Säuglings- und Kleinkindersterblichkeit**, dem **Deutschen Zentralkomitee zur Erforschung und Bekämpfung der Krebskrankheit**, endlich von dem **Verbande der deutschen Berufsgenossenschaften** und von einigen **Landes- und Provinzialbildstellen**. Hygienisches Wissen verbreitete auch der Kulturfilm „Weißes Blut" des Reichsausschusses zur Förderung des Milchverbrauches. Die vom **Kinematographischen Institut der Universität Berlin** gelieferten Filme über Erbbiologie, Rassenpflege und Bevölkerungspolitik werden zur Zeit vom **Reichsausschuß für Volksgesundheitsdienst** dahin nachgeprüft, ob sie den Gedankengängen der Reichsregierung entsprechen.

In **Frankreich** werden in Schulen, Seminaren, Polizei- und Feuerwehrkasernen, in Schneiderateliers und öffentlichen Kinotheatern Filme mit aktuellen Darstellungen vorgeführt.

Neuerdings haben sich für Aufnahme und Demonstration statt der teuren Normalfilme (35 mm) die unverbrennlichen Schmalfilme (16 mm) bewährt, zumal die dazugehörigen Projektionsapparate klein, leicht und billig sind, zu ihrer Vorführung fast alle polizeilichen Vorschriften entfallen und auch kein Filmtechniker hinzugezogen zu werden braucht. Es gilt nur noch, diese Filme besonders empfindlich herzustellen.

Billig sind Filmstreifen, die man aus kleinen Bildwerfern projiziert; sie eignen sich daher besonders auch für die Arbeit in den kleinen Städten und auf dem Lande, aber nur dort, wo Elektrizität zur Verfügung steht. Sonst muß man sich in diesen Verhältnissen mit der bewährten Laterna magica begnügen. Der **Deutsche Tierschutzverein** läßt ein mit einem Filmapparat ausgerüstetes Propagandaauto die Provinz bereisen, um in den Schulen und unter der Bevölkerung zur Vermeidung von Tierquälereien Aufklärung zu verbreiten. In **Jugoslawien** besitzt das **Staatliche Institut für Soziale Medizin** Elektrizität erzeugende

Automobile zur Bedienung der Projektionsapparate an Orten ohne elektrischen Strom.

Leicht zu handhaben, weil sie keine umständliche Apparatur erfordern, sind auch Lichtbildreihen, die meist so reichlich ausgestattet sind, daß man eine größere Zahl von Bildern fortlassen kann. Manchmal ist es auch vorteilhaft, Bilder verschiedener Reihen miteinander zu kombinieren. Man sollte aber im allgemeinen nur wenig, aber schnell zu verstehende und eindrucksvolle Bilder vorführen, damit jedes einzelne um so fester im Gedächtnis behalten wird. Der sie begleitende Vortrag soll ihren Inhalt verwerten.

Eine Lichtbildserie war unter dem Titel „Hygiene der Landfrau" vom Reichsausschuß für H. V. hergestellt worden. Besonders wichtig sind die Diapositivreihen des Deutschen Hygienemuseums „Quantitative und qualitative Bevölkerungspolitik", und die neuen Lichtbildreihen „Vererbungslehre" (45 Glasbilder) und „Rassenhygiene und Bevölkerungspolitik" (40 Glasbilder).

d) Ausstellungen.

Durch Wort und Bild, seit einigen Jahren auch durch die Vorführung lebendiger Beispiele, üben hygienische Ausstellungen und Gesundheitswochen die Volksbelehrung aus. Die großen, monatelang geöffneten, meist internationalen Hygieneausstellungen bringen in gemeinverständlicher Form den jeweiligen Stand der Gesundheitswissenschaft und ihrer Anwendung im Leben des Einzelnen und des Volkes möglichst lückenlos zur Schau, gewähren historische Rückblicke und kennzeichnen so die Fortschritte. Ihre Mannigfaltigkeit bürgt dafür, daß jeder Besucher seine Rechnung findet, zum Nachdenken bewogen wird und viel lernen kann — ganz zu schweigen von den tiefen Anregungen und dem fruchtbaren Erfahrungsaustausch für hygienische Fachleute, für Künstler, Architekten und Techniker. Sie müssen demnach von Zeit zu Zeit geschaffen werden. Alle Werbe- und Belehrungsmittel werden benutzt, die einschlägigen Industrien entsenden ihre Erzeugnisse; Wissenschaft und Kunst bemühen sich, das Eindruckvollste und Schönste zu leisten. Es ist viel und vielerlei zu sehen.

Unterstützt von Reichs-, Länder- und Gemeindebehörden, von den einschlägigen Verbänden und Vereinigungen und der Industrie hatte sich im Jahre 1926 so auch die Ausstellung für Gesundheitspflege, soziale Fürsorge und Leibesübungen (Gesolei) der Stadt Düsseldorf über einer doppelt so großen

Fläche aufgebaut, als die Hygieneausstellung in Dresden im Jahre 1911 in Anspruch nahm. Eine eigene Modellbildnerei stellte unter künstlerischen Gesichtspunkten eine außerordentliche Fülle leicht verständlicher Schauobjekte zum Teil mit ganz neuen Ausdrucksmethoden her. Insbesondere gewann die Statistik durch malerische und plastische Mittel an Verständlichkeit. Zur Darstellung kamen in der Gesundheitspflege: Siedlung und Wohnung, Ernährung, Mensch und Tier, Mensch und Pflanzen, Kleidung und Körperpflege, Luft und Klima, Arbeits- und Gewerbehygiene, Krankenversorgung, Krankenbehandlung und die übertragbaren Krankheiten. Die Abteilung für soziale Fürsorge behandelte die gesundheitliche Fürsorge, Volksunsitten, Volkskrankheiten und Volksgebräuche, Bildungs- und Erziehungsfürsorge, Versicherungswesen, behördliche und freie Wohlfahrtspflege, soziale Ausbildung und Organisation. Die Abteilung Leibesübungen ging unter anderem ein auf Anlagen zur Förderung der Leibesübungen, auf Rettungswesen, Ball- und Rasensport, Turnen, Tanz und Rhythmik, Wanderungen, Jugendherbergen, Alpinismus und Schneesport. In einem besonderen Hause wurde Werdegang, Beruf und Tätigkeit des deutschen Arztes volkstümlich und sinnbildlich dargestellt. Die guten Wünsche für die gesundheitliche Auswirkung des gewaltigen Unternehmens, das durch größte Anschaulichkeit auf die innere Verarbeitung des Gesehenen drängte, werden im Rahmen des Möglichen bei einem großen Teil der $7^1/_2$ Millionen Besucher sich wohl erfüllt haben.

Zusammen mit den Sozialhygienischen Reichsfachverbänden beteiligte sich der Reichsausschuß für H. V. an der 1928 stattgehabten Internationalen Presseausstellung in Köln.

Der Gesolei schloß sich im Jahre 1930 auf einem Gelände von 400 000 qm die Internationale Hygiene-Ausstellung in Dresden an, die mit der Einweihung des Neubaues des Deutschen Hygienemuseums eröffnet wurde. Unter den verschiedenen Gruppen der wissenschaftlichen Ausstellung, die teils in diesem, teils in den Ausstellungshallen zur Darstellung gebracht wurden, waren besonders hervorzuheben die Themen: Der Mensch, Menschenkunde, die Frau als Gattin und Mutter, Vererbung und Eugenik (Rassenhygiene), Ernährungslehre, Gesundheit und Krankheit (einschließlich Krebs- und Infektionskrankheiten), Hygienische Volksbelehrung, Gesundheitspflege in Geschichte und Völkerkunde. In den Ausstellungshallen gliederte sich die Darbietung in die Ausstellung des Deutschen Reichs, der deutschen Staaten und Städte, ferner in diejenigen der wissenschaftlichen Fachgruppen und der Vereine, Verbände und anderen Korporationen sowie in die Ausstellungen einzelner ausländischer Staaten. Die Ausstellung des Reichs zeigte die Entwicklung des deutschen Gesundheitswesens in einer kulturhistorischen Schau über 100 Jahre und bezog sich auf Seuchenbekämpfung, Ernährungswesen, die staatliche Regelung des Gesundheitswesens für Zivilbevölkerung, Heer und Marine, kommunale und karitative Gesundheitsfürsorge, den gesundheitlichen Schutz der Arbeiter, die Sozialversicherung, Bekämpfung der Tuberkulose, der Geschlechtskrankheiten, des Alkoholismus, auf Mütter-, Säuglings- und Kleinkinderfürsorge, den gesundheitlichen Schutz des Schulkindes und der Jugendlichen, auf die Fürsorge für Blinde, Taubstumme, seelisch Abnorme und Krüppel, auf die Krebsbekämpfung, Eugenik, Hygienische Volksbelehrung, auf Heil-, Pflege- und Fürsorgepersonen und auf die Arbeitsgemeinschaften im Gesundheitswesen.

Die Ausstellung verschiedener deutscher Länder (Preußen, Bayern, Sachsen, Hessen, Thüringen, Hansestädte) war nach dem Leitgedanken aufgebaut, in jeweils geschlossener Schau eine oder mehrere typische Eigenheiten ihrer hygienischen Belange und deren Lösung aufzuzeigen.

Die deutschen Städte hatten unter Führung des deutschen Städtetages eine Kollektivausstellung des kommunalen Gesundheitsdienstes veranstaltet, die die Organisation des Gesundheitswesens, die Seuchenbekämpfung, Wasserversorgung, Abwässer- und Müllbeseitigung, Sport und Leibesübungen, die Hygiene im Städtebau, im Wohnungs- und Siedlungswesen, die Lebensmittelversorgung, die Hygiene der Straßen und des Verkehrs, die Gesundheitsfürsorge sowie das Bade-, Bestattungs- und Krankenhauswesen in sich begriff.

Die wissenschaftlichen Fachgruppen erfaßten die Gebiete: Allgemeine Körperpflege, das Kind, die Frau in Familie und Beruf, Leibesübungen, Arbeits- und Gewerbehygiene, Lebensmittel, Landwirtschaft, Klima, Kleidung, Wohnung und Siedlung (gesunde Wohnung, gesunde Stadt), Schädlingsbekämpfung und Desinfektion, Seelenleben und seelische Hygiene, Aberglaube und Gesundheit. Eine Sonderschau „Das Krankenhaus" gab einen erschöpfenden Überblick über dies wichtige Mittel der geschlossenen Gesundheitsfürsorge. Die wissenschaftlichen Gruppen bildeten in den meisten Fällen auch den Mittelpunkt für angeschlossene industrielle Ausstellungen.

Die Ausstellungen der Schweiz, von Norwegen und der Tschechoslowakei betonten die große Bedeutung ihrer Heilbäder und klimatischen Kurorte, die der Vereinigten Staaten von Nordamerika die Farmwirtschaft in hygienischer Beleuchtung, Großbritannien die Kinderwohlfahrt, Japan die Staatsfürsorge für Leibesübungen, die Türkei die Schäden ihrer Volkskrankheiten, wie Lepra, Malaria, die Niederlande die gesundheitliche Fürsorge in den Tropen, Mexiko die Leistungen auf dem Gebiete der Schulhygiene, Rußland die Sowjetmedizin.

Die Ausstellung wurde im Jahre 1931 nach zweckmäßiger Vervollkommnung wiederum eröffnet. Es wurde z.B. die vielbesuchte Gruppe „Aberglauben" zu einer originell gerahmten Gruppe „Erkennen und Heilen" erweitert, ein hygienisch eingerichtetes unterirdisches Schaubergwerk dargestellt und die Gruppe „Arbeitsund Gewerbehygiene", zu der sich die „Hygiene des Verkehrs" gesellte, in großem Stile aufgezogen. Eine neue Gruppe „Gesundheit in Zahlen" kam hinzu. Das körperliche und geistige Werden des Menschen im Erdenleben schilderte der Großfilm „Das Menschenwunder". Die internationale Abteilung wuchs um die Gruppen: England, Frankreich, Italien, Österreich, Spanien und Schweden; die politisch-propagandistische Ausstellung Sowjet-Rußlands wurde schließlich zurückgezogen.

Die Schau bewies, wie sehr die einzelnen Staaten sich bemühen, die Errungenschaften einer neuzeitlichen Gesundheitspflege für die Volksbelehrung auszuwerten und selbst dem einfachen Betrachter eine Anleitung zu geben, wie er auf der Grundlage eines starken und gesunden Körpers zu wahrem Menschenglück gelangen kann, indem er sich selbst hilft oder, wenn er hierzu außerstande ist, ärztliche Beratung oder die Einrichtungen der öffentlichen oder privaten Gesundheitspflege in Anspruch nimmt.

Auch die Lehren dieser gewaltigen, in der Not der Zeit allerdings mit sparsamen Mitteln hergerichteten Ausstellung fielen auf fruchtbaren Boden und hatten Nutzanwendungen bei den Beschauern zur Folge.

Die internationalen Ausstellungen kennzeichnen den Rang, den die Gesundheitswissenschaft und ihre Anwendung in den verschiedenen Staaten einnimmt, veranlassen die noch rückständigen Völker, den anderen es allmählich gleichzutun, und tragen so dazu bei, den Siegeszug der Hygiene durch die Welt zu beschleunigen.

Seit der Machtübernahme legte die nationalsozialistische Regierung besonderen Wert auf Ausstellungen, die die Sonderart deutschen Wesens und deutsche volksgesundheitliche Forderungen betonen. So eröffnete im Jahre 1933 das Messeamt der Stadt Berlin mit dem Deutschen Hygienemuseum die

Ausstellung „Die Frau" mit der Einleitungsgruppe „Volk ohne Jugend: Volk ohne Zukunft". Die feierliche Ansprache des Ministers für Volksaufklärung und Propaganda kennzeichnete die außerordentliche Bedeutung, die die nationale Regierung dieser Frage beimißt. Der Reichsausschuß für Volksgesundheitsdienst eröffnete in Berlin im März 1934 eine alsbald starkbesuchte Ausstellung: „Erbgesund—Erbkrank", in der jedem Volksgenossen vor Augen geführt wurde, welche Gefahren die Erbkrankheiten für unser Volkstum bedeuten und welche Gründe zu dem „Gesetz zur Verhütung erbkranken Nachwuchses" Anlaß gaben. Eine Ausstellung für Familienforschung, Vererbungslehre, Erbgesundheitslehre und Rassenfragen zeigte in Berlin das Bezirksamt Tiergarten. Eine Schule brachte dabei einschlägiges, im Biologieunterricht selbst erarbeitetes Material vor. Im April 1934 wird in Berlin unter der Schirmherrschaft des Reichspräsidenten und dem Ehrenpräsidium des Reichsministers für Volksaufklärung und Propaganda die großangelegte Ausstellung „Deutsches Volk — Deutsche Arbeit" als Beispiel eines ungebrochenen Lebenswillens der Nation stattfinden. Es wird die Entstehung des deutschen Volkes, seine Rassenkunde und -Hygiene, das Reich der Deutschen (Römisches Reich deutscher Nation, Reich Bismarcks, das Dritte Reich), die Arbeitsbeschaffung für alle und die Leistung der deutschen Arbeit aufgezeigt werden.

Da sich manche Teile dieser großen Ausstellungen dazu eignen, nach Schluß der großen Schau einzeln zu wirken, empfiehlt es sich, diese als Wanderausstellungen durch die Lande reisen zu lassen. Da sie das Volk aufsuchen, wo es ansässig ist, besitzen sie unter Umständen einen noch umfassenderen Einfluß als die nur in Großstädten ausführbaren Hygieneausstellungen der geschilderten Art. So wurde aus der Sonderschau der Reichsregierung „Die Entwicklung des deutschen Gesundheitswesens" auf der Dresdener Internationalen Hygieneausstellung 1930 und 1931 die Abteilungen: Seuchenschutz, Ernährungswesen, Arbeiterschutz, Schulgesundheitspflege, Bekämpfung der Tuberkulose und Geschlechtskrankheiten, Fürsorge für Mutter und Kind, Fürsorge für psychisch Abnorme im Gesundheitshaus Kreuzberg zu Berlin weiten Kreisen der Bevölkerung, insbesondere auch Lehrern und Schülern zugänglich gemacht.

Wanderausstellungen dürfen nicht zuviel Gegenstände enthalten. Gerade hier überwiegen die Bevölkerungsschichten mit Volksschulbildung, die oft von Grund auf neue Eindrücke empfangen und verwerten sollen. Dabei muß eine solche Ausstellung doch abwechslungsreich und bunt sein. Wenn sie auch geschmackvoll ist, um so besser. Da die Wanderausstellungen bestimmten Zweigen der Volkshygiene gewidmet sind, kommt es darauf an, die jeweils wichtigen Gedanken herauszuarbeiten und dem Beschauer ein getreues, greifbares Abbild der Erscheinungen und ihrer Zusammenhänge zu vermitteln. Sind an den Orten Fürsorgeeinrichtungen der betreffenden Art vorhanden, so wäre ihr Betrieb zu zeigen und zu erklären, sonst müssen Schaubilder und Modelle das Leben und Treiben in solchen Anstalten verdeutlichen. Bei Wanderausstellungen in der Jugendfürsorge aber wird man immer durch fröhliche Kindergesänge und -spiele den Ernst der Vorträge und der Ausstellungsgegenstände mildern und so auch das Gemüt bedenken müssen. Hier dürfen z. B. auch Handarbeiten aus Kindergärten, zweckmäßige Spielsachen, Kinderkleider, kleine Broschüren mit Anleitung zum Nähen, Stricken und anderer Handfertigkeit nicht fehlen. Eine der Schweizer Wanderausstellungen „Meine Freizeit"[1] wies eine große Zahl von nützlichen Gegenständen und Spielzeug auf, die von älteren Kindern mit den einfachsten Mitteln hergestellt waren. Auch die schweizerischen Wanderausstellungen „Der Jugendliche und das gedruckte Wort" und die Ausstellung für „Berufsberatung" haben durch Vorführung anziehender Beispiele aus dem Bereich der reiferen Jugend große Erfolge gehabt. Der Versuch der betreffenden deutschen Gesellschaften, Ausstellungen über Tuberkulose, Alkoholismus, Geschlechtskrankheiten sogar auf Jahrmärkten oder Rummelplätzen zu zeigen, ist geglückt.

Das Deutsche Hygienemuseum ließ im Jahre 1926 eine mustergültige kleinere Ausstellung über Säuglingsfürsorge auf je 8—14 Tage durch 125 mittlere Städte in Preußen, Bayern, Sachsen, Württemberg, Baden und Thüringen wandern. In 24 Orten hielt dabei eine geprüfte Säuglingsschwester Kurse für Mütter ab. Die Ausstellung hatte 311 000 Besucher; an den Kursen nahmen 2500 Personen teil. Eine Zeltausstellung „Alkoholismus, Geschlechtskrankheiten und Ungezieferbekämpfung" durchwanderte 1927 die kleinen Städte Ostpreußens. 1928 beteiligte sich das Museum an den großen Veranstaltungen „Die Ernährung" in Berlin, „Frau, Mutter und Kind" in Wien, „Die Technische Stadt" in Dresden. Im Zusammenhang mit dem Reichsgesetz zur Bekämpfung der Geschlechtskrankheiten wurde eine neue Ausstellung „Die Geschlechtskrankheiten und

---

[1] Der Reichsausschuß der deutschen Jugendverbände hat im Jahre 1927 eine ähnliche Ausstellung in Berlin unter dem Namen „Das junge Deutschland" veranstaltet.

ihre Bekämpfung" gezeigt. Ferner führte man die Ausstellungen „Tuberkulose", „Richtige Ernährung", „Der Mensch und der Sport, „Gesunde Frau — gesundes Volk", „Kampf dem Krebs", neuerdings „Volk und Familie" und „Heilkräfte der Natur" durch Stadt und Land. Letztere Ausstellung soll den Städter, den der Natur entwöhnten Menschen, wieder zu dem Geheimnis führen, das im Boden, Wasser und Licht ruht und insbesondere durch die Heilquellen auf Körper und Gemüt ausstrahlt. Auch richtige Ernährung und Bewegung wie die Vermeidung von Schädlichkeiten sollen die Abwehrkräfte in uns auf den Plan rufen.

Die Wanderausstellung „Der Mensch in gesunden und kranken Tagen" (Der gesunde Mensch, einschließlich der Gruppe Der durchsichtige Mensch; Der kranke Mensch, einschließlich der Volkskrankheiten; Gesunderhaltung [Krankheitsverhütung]) nahm vor Jahren durch viele deutsche Großstädte, eine kleinere über Allgemeine Gesundheitspflege durch zahlreiche mittlere Städte und Landkreise ihren Weg. Der Ausschuß für H. V. der Provinz Sachsen zeigte mit Hilfe des Hygienemuseums eine Wanderausstellung „Wege zur Gesundheit" in den kleineren Städten und größeren Landgemeinden, deren Bewohner wenig Gelegenheit haben, sich über hygienische Dinge zu unterrichten. Die Hygieneakademie in Dresden ließ eine Autowanderschau „Selbstschutz" durch Deutschland reisen. Mit den Ausstellungen ging eine Art lokaler Gesundheitswoche mit Vorträgen, Filmen usw. einher.

In Vertiefung der durch diese Wanderausstellungen der Bevölkerung übermittelten Aufklärung war eine engere Zusammenarbeit zwischen dem Reichsausschuß, den Landes- und Provinzialausschüssen und den Ortsausschüssen für hygienische Volksbelehrung auch zum Zwecke örtlicher Gesundheitswochen eingeführt worden. Der Reichsausschuß gab hierzu bestimmte Vorschläge im Hygienischen Wegweiser heraus.

In den Ausstellungen muß wenigstens für die Hauptgebiete eine sachverständige, redegewandte Führung vorhanden sein. Es würde dem Zweck der Veranstaltung völlig widersprechen, wenn man den einfachen Beschauer sich allein zurechfinden ließe. Wichtig wäre ferner, daß hierbei ein sachlich genügend orientierter Arzt auf Befragen volkshygienische Ratschläge gibt und die Ausstellung so zu einer Art von Auskunfts- und Beratungsstelle erhoben wird. Bei Wanderausstellungen in der Provinz bringen Vereine häufiger einen eigenen Führer mit. Ist dies ein Mediziner (Arzt, Student in höheren Semestern), so müssen diese die Schauobjekte zunächst selber gründlich studieren und ihre Demonstrationen danach einrichten. Wollen sie Vorträge halten, so beziehen sie die Unterlagen hierfür am besten vom Reichsausschuß für Volksgesundheitsdienst oder dem Hygienemuseum. Sanitäter und Laien sind zu solchen Führungen oder gar Vorträgen zumeist nicht imstande. Jedenfalls muß sich die Ausstellungsleitung darum kümmern, was diese Führer dem Publikum erzählen, wenn sie nicht, was das beste ist, mit eigenen Führern aufwartet.

Aber auch diesen Wanderausstellungen haftet noch der Schönheitsfehler der Vergänglichkeit ihrer Auswirkung an. Sie haben zwar während ihrer Anwesenheit bei der Einwohnerschaft mehr oder minder tiefe Eindrücke hinterlassen und wertvolle Kenntnis verbreitet, sind dann aber wieder davongezogen. Zu einer Wiederholung der Lehrschau bietet sich für gewöhnlich keine Gelegenheit mehr. Eine ortsständige Ausstellung[1] wäre daher noch vorteilhafter. Man kann dazu gelangen, wenn etwa eine Kreis- oder Ortsverwaltung vom Deutschen Hygienemuseum eine kleine Hygieneausstellung, die sich in einem größeren Zimmer unterbringen läßt, als Grundstock erwirbt und freundwillige Gönner durch Schenkungen sie allmählich erweitern. So könnten dann auch die Leute vom Lande z. B. an Markt- und Feiertagen noch großen Nutzen davon haben, wenn in diesem kleinen Ortsmuseum auch für sie Führungen und Vorträge abgehalten werden.

Ortsständige Dauerausstellungen.

e) Gesundheitswochen.

Die im Frühsommer des Jahres 1925 in Gelsenkirchen von der Kommunalen Vereinigung für Gesundheitsfürsorge im rheinisch-westfälischen Industriegebiet (Geschäftsführer: Stadtmedizinalrat Dr. Wendenburg) mit Hilfe des ärztlichen Vereins, der Lehrerschaft, der karitativen Vereinigungen, der Krankenkassen, der Landesversicherungsanstalt und anderer Stellen ins Leben gerufene Kinder-Gesundheitswoche-Ruhrgebiet hat in dem Streit, den wir gegen Gleichgültigkeit, üble Gewohnheit und Unwissen führen, zum Teil neue Wege beschritten. Der Hauptgedanke war, durch Beispiel darzutun, was der Gesundheit zuträglich ist, welche Vorurteile und fehlerhafte Gepflogenheiten die Gesundheit in Gefahr bringen und wie die Gesundheit beim Kinde selbst unter ungünstigen Daseinsbedingungen und in der ärmeren Bevölkerung mit einfachen Mitteln erhalten und gefestigt werden

Organisation von Gesundheitswochen und -Tagen.

---

[1] Vgl. Fußnote S. 8. In den Hygienemuseen zu Stuttgart, Nürnberg (Museum für Soziale Hygiene), Köln, Frankfurt a. M. finden wechselnde Ausstellungen und Vorträge statt. Einzelne dieser Anstalten ließen auch Merkblätter erscheinen.

kann. So wurden den Besuchern die Pflege von Haut, Haar und Zähnen, Hand und Fuß, ferner Kleidung und Wäsche, Ernährung, Turnen und Sport am Körper des Kindes vor Augen geführt, praktisches Kinderspielzeug und hygienische Kindermöbel vorgewiesen. Jede Belehrung war mit Unterhaltung gewürzt. Kurze gehaltvolle Ansprachen, Kinderchöre, Arbeiterkinder von 2 bis 16 Jahren in einfacher, zweckmäßiger, auch selbstverfertigter Kleidung, die Belohnungsverteilungen an Kinder mit guter Haar-, Zahn- und Körperpflege, die Vorführung der üblichen Fehler in der Wartung der Säuglinge, die gesundheitliche Betreuung des Kleinkindes, ein Musterkindergarten, die Zubereitung von Speisen für Kinder und allerlei Spiele, gymnastische und sportliche Übungen brachten Leben in Raum und Gelände. In einem künstlichen Walde und in einer Gebirgsjugendherberge zeigten jugendliche Wanderer ihr fröhliches, aber geregeltes Treiben. Die drastischen Nachweise von Mode- und anderen Torheiten, Hobelbankverse u. a. schufen bald die beste Laune. Von Kinderärzten wurden über verschiedene Teilgebiete Vorträge gehalten, täglich liefen andere hygienische Filme in den Kinos, ein künstlerisches Plakat „der junge Herkules" und Schaufensterausstellungen warben, man ließ städtische Wohlfahrtseinrichtungen für Kinder besichtigen[1], eine Sonderausstellung rheinisch-westfälischer Künstler „Kind in der Kunst" und ein Wettbewerb für Liebhaberphotographen „Gesunde Kinder" sorgte für Schmuck. Diese in das Leben und seine hygienischen Bedürfnisse eingreifende Art der Aufklärung durch das Vorbild war dazu angetan, den Willen zur Gesundheit zu erwecken. Die Gesundheitswoche fand bei den 100000 Besuchern denn auch die höchste Anerkennung. Zu dem während dieser Zeit abgehaltenen Lehrertag erschienen 3000 Lehrer aus dem ganzen Industriegebiet.

Diente die Gelsenkirchener Gesundheitswoche in mehr örtlich begrenztem Bezirk der gesundheitlichen Belehrung über alle mit dem Säugling und dem älteren Kinde zusammenhängenden Fragen, so suchte die vom 18. bis 25. April 1926 in über 3000 deutschen Orten mit mehr als der Hälfte der Gesamtbevölkerung stattgehabte Reichsgesundheitswoche[2] als erster, das Reichsgebiet

---

[1] Der Bevölkerung nach Möglichkeit in kommunale Fürsorgeeinrichtungen Einblick zu gestatten, macht auch für vermehrten Zuspruch Stimmung und erleichtert die Bewilligung von Geldmitteln durch die Stadt- oder Kreisverwaltung.

[2] Nähere Einzelheiten sind aus der bei F. C. Vogel, Leipzig, 1928 erschienenen, im Auftrage des Reichsausschusses für hygienische Volksbelehrung von Professor Dr. Adam herausgegebenen illustrierten Schrift (2 Bde) „Die Reichsgesundheitswoche 1926" zu entnehmen.

erfassender Belehrungsfeldzug großen Stils die Aufmerksamkeit der Gesamtbevölkerung auf alle die Gesundheitspflege berührenden Fragen zu lenken, den Boden für eine hygienische Volksbelehrung vorzubereiten und die Bildung von Arbeitsgemeinschaften auf diesem Gebiete zu fördern. Der zunächst von den Krankenkassenverbänden aufgegriffene Gedanke einer Reichsgesundheitswoche fand bei dem Reichsministerium des Innern um so bereitwilligeres Gehör, als von diesem bereits seit längerer Zeit Schritte zu einer verstärkten gesundheitlichen Durchbildung des Volkes unternommen worden waren.

Mit der organisatorischen Durchführung der Reichsgesundheitswoche wurden der Reichsausschuß und die ihm angeschlossenen Landesausschüsse für hygienische Volksbelehrung betraut. Die Veranstaltung wurde vom Reichsausschuß und den Landesausschüssen oder Behörden, die Aufgaben von Landesausschüssen wahrnahmen, geleitet, während die eigentliche Aufklärungsarbeit in der Bevölkerung selbst den Ortsausschüssen oblag. Es wirkten mit: Reichs- und Staatsbehörden, Reichsversicherungsträger, Stadtverwaltungen und Landgemeinden, Religionsgemeinschaften, sozialhygienische Fachverbände, Organisationen für Volksbildung, hygienische Gesellschaften, die Verbände der Kreis- und Kommunalärzte, der praktischen Ärzte[1], Zahnärzte, der Apotheker und der Lehrerschaft, Beamten- und Berufsverbände, Arbeitgeber- und Arbeitnehmerverbände, Gewerkschaften, das Rote Kreuz, Frauen-, Jugend- und Sportverbände, die Spitzenorganisationen von Presse, Film und Bühne. Wie der von der Leitung ausgegangene Aufruf besagte, sollte in breitesten Schichten unseres Volkes Interesse und Verständnis für die Fragen der Gesundheitspflege erweckt und belebt und nachgewiesen werden, wie man durch naturgemäße Lebensführung seine Gesundheit zu fördern, seine Kräfte zu stählen und die Freude an Arbeit und Dasein zu steigern vermag, auf welchen gesundheitlichen Grundlagen sich ein hoffnungsvoller Nachwuchs aufbauen und wie der Einzelne sich und seine Familie vor Gesundheitsschäden und Krankheiten schützen kann. Man beabsichtigte, vom Wissen zum Gewissen, von der Erkenntnis zum Verantwortungsgefühl hinzulenken, das der Einzelne in dieser Hinsicht sich selbst und anderen gegenüber empfinden muß, eine öffentliche Meinung zu erzeugen, auf die z. B. eine hohe Krankheits-

---

[1] Vorschläge des Reichsausschusses für hygienische Volksbelehrung wurden im „Ärztevereinsblatt" und in den „Ärztlichen Mitteilungen" veröffentlicht, damit der Arzt in den Ortsausschüssen sich die gebührende Stellung sicherte.

oder Sterblichkeitsziffer, besonders auch der Säuglinge, unerträglich wirkt, und so die Mitarbeit von jedermann im Kampfe um die Volksgesundheit zu gewinnen.

Die Ortsausschüsse waren diejenigen Stellen, aus denen man in die Bevölkerung selbst vordrang. In ihnen allen mußte mit Umsicht und Anspannung gearbeitet werden, sollten nicht weite Kreise des Volkes der Aufklärung entgehen. Andererseits hatten sie zu entscheiden, was aus dem allgemeinen Programm örtlich durchführbar war, danach ihre Maßnahmen zu treffen und die geeigneten Hilfsmittel zu beschaffen. Sie mußten ferner die Hauptkosten aufbringen. Seitens der Zentralleitung wurde ihnen nahegelegt, durch Programmheftchen, die unter anderem auch die Fürsorgestellen und sonstigen gesundheitlichen Einrichtungen des Ortes schilderten und eine lokale Krankheits- und Sterbestatistik enthielten, noch Zweck und Sinn der Reichsgesundheitswoche zu erläutern.

Der Reichsausschuß stellte den Ortsausschüssen ein Werbeplakat „Gesundheit ist Lebensglück", belehrende Plakate und sonstiges Anschauungsmaterial, Mustervorträge mit Lichtbildern, ein mit flotten bunten Bildern und kurzen Versen versehenes „Merkbüchlein für Jedermann", ergänzende, unter Mitwirkung des Reichsgesundheitsamtes verfaßte „Ratschläge zur Gesundheitspflege", Textbücher für dramatische Aufführungen (auch Kasperletheater) in den Schulen, einen Festprolog für die Bühne, einen Schriftennachweis für die Gesundheitslehre und -pflege und anderes mehr teils käuflich, teils unentgeltlich zur Verfügung, auch machte er die hauptsächlichsten Bezugsquellen für Unterrichtstafeln, Plakate, Merkblätter, Diapositive und Filme bekannt. Das Reichsgesundheitsamt gab die unter Mitwirkung hervorragender Sachverständiger verfaßten „Praktischen Winke für die Ernährung" heraus. Die Reichsarbeitsverwaltung verteilte an die Ortsausschüsse eine mit Unfallverhütungsbildern illustrierte Flugschrift über „Unfallverhütung und Gesundheitsschutz" in gewerblichen Betrieben. Ebenso stellten die sozialhygienischen Reichsfachverbände ihre Merkblätter in großen Mengen unentgeltlich zur Verfügung. Ein Nachrichtenblatt des Reichsausschusses erschien in gewissen Abständen zur Verbindung der Zentralleitung mit den lokalen Arbeitsstellen. Hierin wurde z. B. ein Programmvorschlag für eine mittelgroße Stadt aufgestellt, Rat erteilt, wie man ohne große Kosten eine Ausstellung etwa über die Gesundheitspflege des täglichen Lebens schaffen könne, und dergleichen mehr. Sondernummern gaben Geistlichen, Lehrern und Versicherungsträgern Anregungen. Ein Pressekorrespondenzblatt überbrachte Zeitungen und Zeitschriften aller Richtungen aufklärende Mitteilungen, darunter auch von beamteten und nichtbeamteten Ärzten und Universitätsprofessoren gelieferte kurze Artikel und Stoffe. Auch die bereits erwähnten „Blätter für Volksgesundheitspflege" widmeten sich rege der Werbung.

Die Landesregierungen wiesen die Gesundheits- und Schulbehörden an, die Veranstaltung in jeder Weise zu fördern. Der Preußische Landesausschuß für hygienische Volksbelehrung ließ 450 Lehrer in Groß-Berlin in einem Kurse zur sachgemäßen Mithilfe bei der Reichsgesundheitswoche und darüber hinaus vorbilden. Ein in den Fragen des hygienischen Unterrichts besonders erfahrener Schulleiter bereiste im Auftrage der Zentralleitung zahlreiche größere deutsche Städte, um der intensiven Mitarbeit der Lehrerschaft und der Schule die Wege zu ebnen. Auch Ortsausschüsse richteten Lehrerkurse ein, für die aus staatlichen Fonds Beihilfen gewährt wurden.

Die Hausfrauenvereine und -Berufsorganisationen, die Lehrerinnen an Berufs- und Fachschulen beteiligten sich besonders rege an der Reichsgesundheitswoche, indem sie u. a. Vorträge über Ernährung und Wareneinkäufe halten ließen, Belehrungsschriften und Küchenzettel für verschiedene Haushaltungen verbreiteten und Ausstellungen, z. B. über zweckmäßige Kücheneinrichtungen, veranstalteten. Ein Wort über die Hausfrauenvereine (Reichsverband deutscher Hausfrauen) wäre hier noch zu sagen. Da es auch in ihrem Rahmen darauf ankommt, Theorie in Praxis umzusetzen, könnten sie hygienische Wettbewerbe veranstalten, indem sie für einwandfreie und billige Küchenzettel Preise ausschreiben, gesundheitsgemäß gestaltete Wohnungen prämiieren, in der Kleiderfrage anregend wirken usw. Sie müßten aber überhaupt eine hygienische Auskunftsstelle in Hauswirtschaftsfragen sein.

Auch die Presse zeigte überaus großes Interesse und Entgegenkommen. Sie öffnete sowohl in der Vorbereitungszeit als auch während der Reichsgesundheitswoche selbst in ausgedehntem Maße ihre Spalten für die hygienische Volksbelehrung und insbesondere für die Propagierung des Gedankens der Unternehmung. Manche Zeitungen ließen über die Veranstaltung auch Sonderbeilagen mit und ohne Illustrationen erscheinen.

Da nicht genug sozialhygienische Filme für alle Stellen vorhanden und die Kosten von Neuanschaffungen zu hoch waren, lief ein im Auftrage des Reichsausschusses verfertigter, 100 m langer Trickfilm, „Fritzchens Werdegang", in zahlreichen Kinotheatern, der zumeist mit einer kurzen, von Ärzten gehaltenen Ansprache hygienischen Inhalts verbunden war. Daneben konnten, soweit möglich, noch etwa 30 andere sozialhygienische Filme Verwendung finden, die von der Zentralleitung geprüft und empfohlen waren. Um auf die Kinotheaterbesitzer einen Anreiz zur Vorführung sozialhygienischer und insbesondere auf die Reichsgesundheitswoche bezüglicher Filme während der Veranstaltung auszuüben, war von den Zentralbehörden den Gemeinden die Gewährung von Steuerermäßigung empfohlen worden. Schon wochenlang vor Beginn der Reichsgesundheitswoche machten die Ufa- und Deulig-Woche durch Kurzfilme hygienischen Inhalts auf ihre Bedeutung aufmerksam. In dieser Zeit wurden durch den Rundfunk auf der deutschen Welle für Ärzte, Lehrer und für die Gesamtbevölkerung vorbereitende Vorträge verbreitet. Natürlich trat der Rundfunk auch in der Reichsgesundheitswoche selbst mit Vorträgen berufener Sachverständiger stark in die Erscheinung. Manche Bühnen stellten sich mit ihren Spielplänen auf den Gedanken ein und führten Stücke wie Doktor Klaus, Der eingebildete Kranke, Die Schiffbrüchigen auf.

Nicht unerwähnt darf bleiben, daß der Reichstag sich mit Begeisterung für das Unternehmen eingesetzt und beträchtliche Mittel für die Durchführung bewilligt hatte.

Aus diesen Mitteln wurden z. B. an Landesausschüsse Beiträge für die Bereitstellung von Anschauungsmaterial und die Indienstnahme von hauptamtlichen Geschäftsführern gewährt, die die Verbindung zwischen den Landes- und Ortsausschüssen aufrechtzuhalten hatten.

Gegenüber manchen Stimmen, die eine derartige, mit großem persönlichen und finanziellen Aufwande verknüpfte Unternehmung in unserer Notlage für unangebracht erklärten, mußte daran festgehalten werden, daß gerade in einer Zeit der Verstimmung und Verzagtheit über anhaltende wirtschaftliche und gesundheitliche Bedrängnisse eine freudige Tat die Seele von dem schwersten Drucke zu befreien versprach. Das Gebot der Förderung der körperlichen und geistigen Volksgesundheit, die nach dem Zusammenbruch in der Kriegs- und Nachkriegszeit noch längst nicht wieder gefestigt war, zwang dazu, die im Volke selbst schlummernden Kräfte schon jetzt zum Widerstand und zur Abwehr wachzurufen und dazu die Mithilfe aller derjenigen zu sichern, die für die Beseitigung der Schäden sich verantwortlich fühlten und eifernde Liebe zum Nächsten im Herzen trugen. Daß in diesem Streben die Staatsbehörden vorangingen, war ihre selbstverständliche Pflicht. So war auch die Reichsgesundheitswoche,

die von der Leitung selbst nur als ein Auftakt für ein späteres
gründlicheres Vorgehen bezeichnet wurde, eine weitere bedeut-
same Etappe in der Verbesserung der hygienischen Volksbelehrung.

Die Arbeitsleistung der beteiligten Kreise zeitigte einen Erfolg,
der die Erwartung weit überstieg. Die Reichsgesundheitswoche
wurde in manchen Gegenden auch auf rein bäuerliche Bezirke
ausgedehnt. Von den Gesundheitsheftchen wurden zwei Millionen,
von den übrigen Broschüren und Merkblättern ebenfalls mehrere
Millionen verteilt. Einzelne Städte mußten die Veranstaltung bis
um die dreifache Zeit verlängern, um dem Andrange der Bevölkerung zu genügen. In Nürnberg veranlaßte die Reichsgesundheitswoche die Gründung eines Hygienemuseums. Überall
bekundete die Bevölkerung die lebhafteste innere und äußere
Anteilnahme an den Darbietungen, wurde deren Wichtigkeit für
die Volksgesundheit in weiten Kreisen verstanden, hinterblieb
das Bewußtsein, daß die Sorge für die eigene und des Ganzen
Gesundheit ein moralisches und staatsbürgerliches Gesetz ist.
Als besonders eindrucksvoll hat sich dabei der Appell an die
Frauen als die Hüterinnen der häuslichen Gesundheit erwiesen.
Sehr gelungene Schüleraufsätze über den persönlichen Nutzen der
Reichsgesundheitswoche zeigten, daß die Lehren auch in das Be-
wußtsein der Kinder übergegangen waren. Die vom Reichsausschuß angeregte Schaufensterpropaganda wurde vielfach eine
ständige Einrichtung, zumal sie in Fachkreisen Unterstützung fand.

Es mußte damals der dringende Wunsch ausgesprochen werden,
daß alle Kreise des Volkes, die sich mit den Behörden zu dem großen
Gemeinschaftswerke zusammengeschlossen hatten, nun nicht etwa
ihre Arbeit als vollendet ansahen, sondern als Ortsausschüsse oder
Arbeitsgemeinschaften mit Hilfe des beschafften Anschauungs-
materials der Mittelpunkt einer laufenden Volksbelehrung wurden,
die sie allmählich auch allerwärts auf das Land hinaustrugen,
dessen Bedürnisse ihnen bekannt waren, und wo sie die Möglichkeiten am besten überschauten. Eine weitaus größere und nach-
haltigere Wirkung konnte man sich versprechen, wenn man die
Reichsgesundheitswoche zu einer öfters wiederkehrenden Einrichtung erhob und hierfür eine ausreichende Summe in den Etat
des Reichsministers des Innern[1] einstellte. Insbesondere hätte
dann auch allgemein auf dem Lande eine gründliche Belehrung
einsetzen müssen, wo die Organisation und der Gesundheitsunter-

---

[1] In Jugoslawien enthält der Etat des Ministeriums für Volksgesundheit einen bestimmten Fonds für hygienische Volksaufklärung. Im Jahre
1924/25 belief sich dieser auf 2 Millionen Dinar (= 140000 Goldmark) bei
einer Bevölkerung von 12 Millionen.

richt systematisch noch weiter aufzubauen waren. Hier mußte man mit Kreiszentralausschüssen[1] arbeiten, die bereits vorhandene oder noch ins Leben zu rufende Orts- (Gemeinde-) Ausschüsse für die größeren Dörfer zusammenfaßten. Geschäftsführer mußte der Kreisarzt[1] oder der Kommunalarzt des Kreises in Verbindung mit dem etwaigen Kreiswohlfahrtsamt (oder überhaupt der Kreiskommunalverwaltung) und der Ärzteschaft sein. Außer den schon bei der Organisation der Reichsgesundheitswoche in den Städten genannten, zu interessierenden Stellen kamen hier noch die Landwirtschaftlichen Genossenschaften, die Bauernvereine und ähnliche Vereinigungen in Betracht. In kleineren Dörfern konnte man allerdings wohl nur eine Vertrauensperson (Lehrer, Geistliche) gewinnen. Der Kreiszentralausschuß sollte, als beratende Instanz, für einen aus kleinen Ortschaften zusammengeschlossenen Bezirk auch selbständig die Unternehmung ausführen, indem er mit Lehr- und Propagandamitteln und Rednern aushalf, Wanderausstellungen, Wanderkinos vermittelte, Mütter-, Haushaltungs-, Lehrerausbildungskurse veranstaltete, die Besichtigung hygienischer Anlagen zur Gewinnung und Verarbeitung ländlicher, dem Menschen dienender Erzeugnisse in die Wege leitete und die Kreispresse (auch die landwirtschaftlichen Kalender) beeinflußte.

Noch mehr als in den Städten wird man sich auf dem Lande auf Lehrerschaft und Geistlichkeit, Fürsorge- und Gemeindeschwestern, geeignete Hebammen stützen müssen, zumal die Ärzte vielfach dünn gesät sind. Diese wären natürlich in erster Linie zu Vorträgen heranzuziehen und könnten so auch z. B. gelegentlich des Impfgeschäftes, in den Mütterberatungsstellen, bei Elternabenden, bei Turn- und Sportvereinigungen volkshygienische Aufklärung verbreiten. Wichtig ist auch hier die Kleinarbeit von Mensch zu Mensch und die Benutzung von Fürsorgestellen zu diesem Zwecke. Über die der Presse zu liefernden Beiträge ist bereits früher das Nötige gesagt.

Um neben der Volksbelehrung intensive Propaganda und organisatorischen Ausbau auf dem Lande zu betreiben, insbesondere die Bildung von Ortsausschüssen und die Gewinnung von Vertrauensleuten anzuregen, wurde im Sommer 1927 ein Gesundheitsfeldzug auf dem Lande veranstaltet. In der Annahme, daß die Stellung einer konkreten Aufgabe besonders geeignet sei, neue Arbeitsgemeinschaften ins Leben zu rufen, wurde dieser Gesundheitsfeldzug unter der Devise: „Die Fliegenplage

---

[1] Für Bayern und Baden: Bezirksamt, für Sachsen Amtshauptmannschaft, für Württemberg: Oberamt. Für Kreisärzte: Die dementsprechenden Amtsbezeichnungen.

— eine Gesundheitsgefahr" durchgeführt. Unter dem Gesichtspunkt, daß die auf dem Lande noch vielfach vorhandenen Mißstände in der Hygiene der Wohnung, Stallung, der Nahrungsmittel, insbesondere des Trinkwassers, der Abfall- und Dungbeseitigung u. a. in engen Beziehungen zur Fliegenplage stehen, konnte der Kampf gegen diese unschwer mit einer allgemeinen hygienischen Aufklärung verbunden werden. Entsprechend den ländlichen Erfordernissen wurden „Die Ratschläge zur Gesundheitspflege" im Reichsgesundheitsamt umgearbeitet und eine Druckschrift „Die Fliegenplage und ihre Bekämpfung" herausgegeben. Ärztliche und tierärztliche Vorträge, z. B. in den Schulen nach dem Vortragsmuster des Deutschen Hygienemuseums und des Reichsgesundheitsamts „Die Fliegenplage — eine Gesundheitsgefahr", Belehrungen durch Plakat, durch Merkblatt („Töte die Fliegen, sonst töten sie dich!), durch den Bilderbogen „Denke an deine Gesundheit", durch Schaufensterausstellungen, die Ausgabe einer Serie von Fliegenpostkarten des Deutschen Hygienemuseums, die Mitarbeit von Presse und Rundfunk, die Vorführung des Kraska-Films: „Fliege Majanka und ihre Abenteuer" bewirkten einen ähnlich günstigen Erfolg, wie ihn die Reichsgesundheitswoche gezeitigt hatte, und trugen zur Vermehrung der Ortsausschüsse wesentlich bei.

Vom 24. Februar bis 3. März 1929 fand eine Reichs-Unfallverhütungs-Woche (RUWO) seitens des Verbandes der deutschen Berufsgenossenschaften und des Verbandes der landwirtschaftlichen Berufsgenossenschaften unter Mitwirkung der zuständigen Reichs- und Landesbehörden, des Reichsausschusses für hygienische Volksbelehrung und der sonst interessierten Behörden, Organisationen und Verbände statt, um durch Aufklärung der Arbeiter, Angestellten und des allgemeinen Publikums eine Verminderung der außerordentlich hohen Unfallziffern anzustreben und so Arbeitsfähigkeit und Arbeitskraft zu erhalten. Es wurde ein besonderes Plakat geschaffen, je ein reich illustrierter Unfallverhütungskalender für gewerbliche und für landwirtschaftliche Arbeiter, das mit vielen Abbildungen versehene Büchlein zur Unfallverhütung bei jung und alt „Augen auf!", die von den deutschen Berufsgenossenschaften herausgegebene „Unfallverhütung durch das Bild" und Werbeschriften, wie z. B. „Die Organisation des Rettungswesens in Fabriken und Betrieben" von Dr. Gerbis, zur Aufklärung verbreitet. Durch ein Preisausschreiben wurde zur Aufdeckung und Abstellung von Unfallmöglichkeiten aufgefordert. Veranstaltungen der Feuerwehren, des Roten Kreuzes, des Arbeiter-Samariterbundes, der Sport- und

Jugendverbände leisteten Belehrung in der Ersten Hilfe. Presse, Rundfunk und Kino halfen mit. Die Durchführung der Aufklärungsarbeiten lag den Bezirks- und Ortsausschüssen ob, denen der Reichsausschuß für H. V. Anregungen zur Verfügung stellte. Er gab auch einen Film und eine Lichtbildserie über Hygiene und Unfallverhütung heraus, die lebhafte Nachfrage fanden.

Der Deutsche Verein gegen den Alkoholismus veranstaltete im April 1929 eine Reichswerbewoche in Stadt- und Landgemeinden zur Aufdeckung und Bekämpfung der Alkoholschäden in Wort, Schrift und Bild, nachdem er im Jahre zuvor eine umfangreiche Aufklärungsarbeit insbesondere unter den Studenten, den Eisenbahn- und Polizeibeamten ins Werk gesetzt hatte und hielt 1932 2 Reichsschulwochen ab, die in Schulen aller Art in Stadt und Land durch Rundfunkvorträge, kleine Ausstellungen, Lichtbilder, Elternabende, Schüleraufsätze gute Erfolge zeitigten und die gärungslose Früchteverwertung förderten. Der „Ärztliche Wegweiser"[1] (Berlin) führte in den Jahren 1930—1933 im Verein mit Berliner Bezirksgesundheitsämtern des öfteren „Drei Tage der Gesundheit" durch, an denen verschiedene Vorträge, Turn-, Tanz- und Gymnastikübungen stattfanden.

Ein Wort noch über die Vorführung von Menschen und Darstellungen menschlicher Krankheitszustände bei Ausstellungen und Gesundheitswochen. Man ist hier und da geneigt, die zweifellos zugkräftigen, aber doch bisweilen fremdartigen amerikanischen Aufklärungsmethoden auch in dieser Hinsicht getreulich nachzuahmen. Wenn in den Schulen dort als Clowns verkleidete Wanderlehrer erscheinen und Gesundheitsregeln hersagen, bevor der eigentliche Belehrungsunterricht beginnt, und die Propaganda öfters zu geräuschvoll betrieben wird, so mag dies in einem Lande, wo man die Reklame zu übersteigern gewohnt ist, am Platze sein und dort nicht beanstandet werden. Wir wollen aber an unserer deutschen Art, diese Dinge zu behandeln, festhalten und namentlich beachten, daß die Vorführung von Menschen vornehm und würdig vor sich geht. Um die amerikanischen Methoden genauer zu studieren, wurde der Geschäftsführer des Reichsausschusses für hygienische Volksbelehrung in die Vereinigten Staaten entsandt.

Bei Bildern oder plastischen Präparaten von menschlichen Krankheiten, die starke Zerstörungen hervorrufen, wie z. B. Krebs und Syphilis, bei Erkrankungen der Sexualorgane u. a. ist der Eindruck, den sie auf die Laien machen, sorgfältig abzuwägen.

---

[1] Vgl. S. 48.

Jedenfalls muß man Häufungen vermeiden. Will man, was unter Umständen richtig ist, eine starke Wirkung auf das Publikum ausüben, so beschränke man sich auf ein derartiges Schreckbild. Ein solches hat z. B. das Hygiene-Institut in Ljubljana (Laibach), Jugoslawien, zur Bekämpfung des namentlich in den Obst- und Weinbaugegenden erheblichen Schnaps- und Weinmißbrauchs herausgegeben. Die Knochenhand des Todes läßt eine silberblinkende Zinnkanne, aus der er getrunken hat, sinken. Aus den Augenhöhlen und vom Munde grinst es teuflisch her. Zur fahlgrauen Farbe des Schädels steht in grauenerregendem Kontrast das um die Schläfen sich legende lockende Gewinde von saftstrotzenden blauen Pflaumen und goldgelben Weintrauben. Darunter steht: „Za Zdravje!" (Zur Gesundheit!).

Daß man die Führung durch Ausstellungen von Geschlechtskrankheiten für die Geschlechter, insbesondere im jugendlichen Alter, getrennt vornimmt, ist mit Rücksicht auf das unter allen Umständen zu schonende Schamgefühl streng innezuhalten. Man muß wenigstens in kleineren Ortschaften durch geschickte Anlage des Ausganges auch vermeiden, daß die Besucher nach der Besichtigung sofort wieder mit dem anderen, ihm bekannten Publikum in Berührung kommen. Überhaupt aber scheint es mir, daß man bei der Volksbelehrung in der Ausstellung von Krankheitserscheinungen manchmal zu weit geht und ein Verständnis dafür bei den nicht fachmännischen Besuchern voraussetzt, das wenigstens bei der Mehrzahl nicht vorhanden ist. Mit feinen anatomischen und anderen Präparaten, die Wunder der Technik sein mögen, wissen diese Personen wohl kaum etwas anzufangen. Also immer wieder: Nicht zuviel!

Wie die nichtständigen Ausstellungen, so können auch die Gesundheitswochen nur in längeren Zwischenräumen in Erscheinung treten. Beide sollen Volksmassen fast gewaltsam auf die Wichtigkeit und Größe der Aufgabe hinweisen, volkshygienische Lehren in Fleisch und Blut umzusetzen. In der Hast und Härte unserer Zeit ist aber das Gedächtnis stumpf und kurz geworden. So spricht die große Menge wohl nur Monate, vielleicht ein Jahr von solchen Ereignissen, die Gebildeten mögen ein längeres Andenken daran bewahren, dann aber hat auch bei ihnen der Alltag das meiste hinabgeschlungen. Und so gleichen diese Veranstaltungen gegenüber einer unablässigen, allerorts im Elternhause, in den Schulen, in der Jugendbewegung, im werktätigen Leben eifrig betriebenen Kleinarbeit dem Paukenwirbel in einer fließenden Melodie. Wenn sich beides auch gut ergänzt, so ist die Durchdringung des Volkes doch nur durch eine von klein aufbegonnene

Erziehung zu erreichen, die Verstand, Gemüt und Willen um-
schmilzt, in volkshygienische Formen gießt und gesundheitliche
Charaktere bildet, die die sittliche Pflicht der Verantwortlichkeit
gegenüber Volkstum und sich selbst mit Stolz und Freude üben.

6. Volkshygienische Erziehung der Seele.

In vorstehenden Ausführungen haben wir das Ideal der Harmonie von Seele und Körper nur gestreift. Nicht weil wir dem
Leibe einen Vorrang zumessen, oder weil wir meinen, daß in dem
vielzitierten Wort des Juvenal: „Mens sana in corpore sano" die
unbedingte Konsequenz gewährleistet sei, sondern weil wir, das
Primat von Geist und Seele anerkennend, die Möglichkeit ihrer
volkshygienischen Erziehung im Zusammenhange an einem nahezu
Geschichte gewordenen, unerhörten Beispiel darzulegen haben.

Als der Nationalsozialismus das liberalistisch-marxistische Zeit-
alter vom morschen Throne stieß, den Kodex des schrankenlosen
Individualismus, des Standesdünkels, das Manifest des Juden
Marx gleichwie den sonstigen literarischen Schmutz und Schund
artfremden Schrifttums auf dem Scheiterhaufen verbrannte und
weit die Fenster aufriß, damit der Brodem fauliger Verderbnis
aus dem Hause der Väter endlich hinauszöge, war die deutsche
Seele, wie manche glaubten, unrettbar krank. Seit sieben Jahrzehnten kreiste in ihr ein Gift, das nur bei gewaltigem patrioti-
schem Aufschwunge in Kriegen für Freiheit und Herd vorübergehend ausgeschieden, danach sich nur um so tiefer einfraß und
das Zusammenleben der einzelnen Volksschichten immer mehr
zerstörte. Man konnte mit Recht von einer psychischen Infektion
sprechen, deren Ausgang ganz ungewiß war, als der Mangel an
ausreichender Ernährung, die Niederlage im Großen Kriege und
die Entbehrungen während der folgenden Wirtschaftsnot die
Widerstandsfähigkeit des Volkskörpers zermürbten und die
Symptome der Geistes- und Seelenkrankheit mit dräuender Ge-
bärde den sachkundigen Beobachter auf die nahe Auflösung hin-
wiesen.

Langsam hatte das Leiden sich entwickelt, immer größer wurde
der Anteil der Volksgenossen, die sich von der Gemeinschaft
absonderten, die, ihre eigene Volksbindung leugnend, die Internationale anbeteten, den Klassenkampf zum Evangelium erhoben.
Allen Bestrebungen, Unternehmer und Arbeiter zusammenzu-
führen, stand die jüdisch durchseuchte Sozialdemokratie arg-
wöhnisch gegenüber, ja sie lehnte sogar die Großtat der Sozialversicherung engstirnig ab, weil sie den Volksverführern ein
Agitationsmittel zerschlug. Durch Aufpeitschung der Industrie

beutete eine spätere, kurzsichtige Regierung die in der Landbevölkerung ruhende Kraftreserve aus, ohne sich doch wehrhaft genug zu machen, verstärkte die wühlerische Bewegung durch den gewaltigen Zustrom der Landflüchtigen und erweckte durch ihre wirtschaftliche Expansionspolitik den Neid der Nachbarn, der einer der Gründe zum Weltbrande wurde.

Eine glänzende Fassade täuschte über die Wurmstichigkeit des Gebäudes hinweg, in dem eine in sich zerrissene Familie hauste. Auf der einen Seite Skrupellosigkeit im Erraffen und Genießen, auf der anderen das Zähneknirschen der Besitzlosigkeit und der ihr von Demagogen eingeflüsterten vermeintlichen Entrechtung. Nackter materieller Eigennutz, Tanz ums goldene Kalb bei Adel und Bürgerschaft, während das einfache Volk seine Begehrlichkeit in Streiks und Rentengier zu stillen suchte. Der Bauer galt als Tölpel und war nicht gesellschaftsfähig, höchstens daß man ihm ein Verdienst um die Schlagkraft des Heeres einräumte. Die jüdische Durchkreuzung in den herrschenden Schichten griff immer weiter um sich, die Geistlichkeit trieb Judenmission und förderte die Taufen, weil sie Religion vor Rasse schob. Der Kaiser erhob Judenstämmlinge in den Adelsstand. Von dieser schmählichen Rassenvermischung hielt sich mit dem Instinkt des Blutes nur die Arbeiterschaft und Landbevölkerung frei.

Hochmütig schied sich Kaste von Kaste, alle gemeinsam aber verächtlich vom Arbeiter, dem man, wenn er sich auflehnte, herzverkältet die Gewalt des Kapitals zu fühlen gab. Aus seiner Vereinsamung sproß das Mißtrauen, aus Mißtrauen wuchs schließlich riesengroß der Haß, weil niemand versuchte, ihn menschlich zu gewinnen und das Gefühl des Verstoßenseins von ihm zu nehmen. Die Söhne deutscher Mütter kannten sich nicht mehr.

Vorübergehend einte das ungeheure Schicksal des uns aufgezwungenen Krieges die getrennten Stände, jahrelang stemmten sie sich, zu alter Tugend erwacht, tapfer und treu Schulter an Schulter gegen den Sturm, dann aber wurde von verräterischer Bruderhand der Dolchstoß in den Rücken des Bruders geführt, der noch gegen eine Welt im Kampfe stand. Nun regte sich der von den internationalen Parteien, der Sozialdemokratie, dem Zentrum und den Demokraten geflissentlich gewährte Wahn der internationalen Verbrüderung von neuem, die verblendete Seele von Millionen von Deutschen, in diesem Gedankenkreise verbarrikadiert, öffnete sich hoffend und glaubend dieser Chimäre und fluchte der Stätte ihrer Wiege. Als sich aber nichts von dem erfüllte, was der verwirrte Geist aus blinder Unterwerfung und Selbstbeschuldigung sich versprach, lastete die Wucht von Trübsal und Mutlosigkeit auf das Gemüt herab. Gelähmt hockte der bessere Teil des Adels und der Bürgerschaft im Winkel; Entschlußlosigkeit und Feigheit ließen den Hexensabbath ohne Abwehr über sich ergehen oder taumelte hinein.

Durch das Abströmen entwurzelter Landbewohner in die Städte vermehrte sich das zum Aufruhr bereite Proletariat der Großstädte, sank die ohnehin absterbende Geburtenzahl immer mehr. Um das Volk in eine Horde eigensüchtiger Individuen aufzulösen, Gemeinschaft und Staat zu zertrümmern, untergruben die Schädlinge systematisch die Freude am Kinde und den Sinn für Familienleben. Der Arbeiterbevölkerung wurde als Ideal das Einkindsystem gepriesen, nachdem in den oberen Gesellschaftskreisen von der Zweikindehe auf diese Stufe bereits hinabgestiegen war, ja in letzter Zeit in den Großstädten man sich frivol auf die Einhundehe geeinigt hatte. Die bewußt großaufgezogene Aufpäppelung des Schwachen und Lebensunfähigen leitete eine Durchsetzung der Volkskraft mit minderwertigem Füllsel ein, während man die Tragfähigkeit der gesunden Stützbalken des Baues erlahmen ließ. 40 Millionen warf man jährlich für kranke und asoziale Elemente aus, während man für die Reichsjugendpflege nur den zwanzigsten Teil der Summe übrig hatte. Durch die Einwanderung ostjüdischen Gesindels wuchs die Schar der unheimlichen Kräfte, die etwaige Hemmungen im deutschen Gewissen vollends ausschalteten. Der Kommunismus, von landfremden, schleichenden Verbrechern geschürt und auch von einheimischen Juden geflissentlich aufgenommen, ließ keinen Zweifel, daß er die Ziele, die er verfolgte, bei günstiger Gelegenheit gewaltsam durchsetzen würde.

Das Gefüge des Inneren lockerte sich zusehends. Gottesleugnung und Gotteslästerung duldeten selbst die mächtigen Vertreter eines der christlichen Bekenntnisse. Fast drei Dutzend Parteien zerfleischten sich, Zersetzung, Korruption, offener Betrug, Zusammenbruch jeder Moral, ungehemmte Befriedigung der Triebe, Schamlosigkeit in Presse, Kunst und auf der Bühne, Verherrlichung des Widerlichen und Unnatürlichen, wankendes Recht kennzeichneten den völligen Zusammenbruch der Gesellschaft, der Sozialversicherung, des Handels und Gewerbes. Zehntausende von Bauernhöfen kamen unter den Hammer, die Namen derjenigen, die den Offenbarungseid geleistet hatten, füllten Bibliotheken, die Zahl der Erwerbslosen schwoll auf fast 7 Millionen. Der Mord tobte auf den Straßen. Und als nun das graue Gespenst des Hungers im Gewande der Erwerbslosigkeit alle Städte und Dörfer heimsuchte und das Elend säte, schlugen Verzweiflung und das Grauen ihre Geierkrallen in ein verblutendes Volk. Der wölfische Krieg aller gegen alle bis zur Vernichtung des Landes, das sie geboren hatte, lauerte vor der Tür. Keine Epoche der deutschen Geschichte zeigte ein so abgrundtiefes Gesunkensein wie diese; lästerlicher und sinnloser haben Deutsche gegen Deutsche nie gewütet. Das Pflichtbewußtsein der Volksgemeinschaft war untergegangen, die deutsche Seele. einst von Dichtern und Denkern gepriesen, war geschändet und verwüstet. Die Zeichen der Krankheit glichen denen des Gehirnleidens, an dem zwei falsche Propheten des Völkerfriedens geendet waren. Sechs Millionen Volksgenossen waren schließlich bereit, das Chaos zur Staatsform zu proklamieren. Deutschland drohte in einem Meer von Wahnsinn, Blut und Ruinen unterzugehen.

In der Zeit der erbärmlichsten Selbsterniedrigung aber erstand aus kleinsten Anfängen die Rettung. Verlacht, verleumdet, mit allen Mitteln bekämpft, bahnte sich die reine Idee, aus der nie völlig untergegangenen Heldenhaftigkeit des Frontkämpfers geboren, verkörpert in einem gottgesandten Seelenarzte ans Licht. Sie strahlte in wenige begeisterte freiwillige Jünger aus, die dem Führer gehorsam, Armut, Hohn, Verwundung, Gefängnis, zu Hunderten selbst den Tod auf sich nahmen. Sie warben Tausende aus allen Schichten des Volkes, rissen Schwankende mit sich fort, wurden gleich ihrem Vorbild vorbildlich, hielten verbissen, unerschütterlich gegen alle Widersacher stand, schlugen Bresche um Bresche in die marxistischen Bastionen, führten bescheiden, in bedingungsloser Hingabe an die Lehre ein Leben des Opfers und der Pflicht und pflanzten ein Beispiel selbstlosen Dienens, freiwilliger Zucht und mannhafter Tat als weithin leuchtendes Feldzeichen auf. In dieser Fleischwerdung des heroisch-soldatischen Geistes, in diesem unbeugsamen Willen zum Ganzen brach die sich wieder verjüngende seelische und physische Kraft des unverfälschten deutschen Wesens durch das verschüttende Geröll, scharten sich die Besten zu einem unzerbrechlichen Trutzbund, sprang der heilende Quell zur verdorrten deutschen Seele. Fünfzehn Jahre erbitterten Ringens und Durchhaltens zu einer Hoffnung, zu einem Glauben, zu einer Liebe schufen einen gründlichen Wandel. Statt Lebensverneinung: kraftvolle Bejahung, statt Klüftung: das Wunder des wahren Volksbundes, statt Klassenkampf: Zusammenarbeit, statt des aufgeblasenen, lendenlahmen Parlamentarismus: ein leitender Wille, statt schwammigen Gefühlsüberschwanges: harte, nie verwöhnende Denkungsart, statt Bangen vor der Rechtsunsicherheit: Vertrauen auf gerechtes Gericht, nach Unflat und Durcheinander: Sauberkeit und Ordnung. Alle Kräfte des Anstandes und Ehrgefühls regen sich nun in einem Gedanken: dem Volk zu dienen. Der schaffende deutsche Arbeiter kehrt sich entschlossen von der Irrlehre des Marxismus ab und wird unter Anerkennung der persönlichen Schätzung in die Front der Volksgenossen eingereiht, nachdem, weniger sichtbar, zähe Helfer des Meisters Betrieb für Betrieb erobert hatten. Der Leistung entspricht der Lohn. Auferstehung feiert der deutsche Bauer, der ewige Grundstock unseres Seins. Er lernte, daß er mit dem Städter auf Gedeih und Verderben verbunden ist, der städtische Arbeiter aber, daß auch seine Wurzeln im Bauerntum liegen und daß dessen Vernichtung unabsehbares Elend auch für ihn bedeutet. Durch das Gemeinschaftsleben in der Arbeit fühlt sich der Arbeiter mit dem Unternehmer eins in der Erkenntnis, daß sein eigenes Schicksal von dem des anderen sich nicht trennen läßt, daß mit ihrer beider Geschick aber das Ergehen des Vaterlandes innig zusammenhängt. Die Standesunterschiede verwischen sich, die Begüterten lassen aus frohem Herzen mit persönlichem Zuspruch ihre Hilfe den Bedürftigen zuteil werden, die gläubig und zuversichtlich zur Gesamtheit zurückfinden und mit allen anderen sich stolz zu Deutschland und nur zu Deutschland bekennen. Weit öffnet die gebildete Jugend in aufrichtiger Kameradschaft der Jugend der Arbeitsfront die Arme und errichtet mit den Söhnen jener Volksgenossen, die nicht über verschiedene Parteien wechselten, sondern nur einer treublieben, bis sie sahen, daß sie sie betrogen hatte, ein Fundament der Gemeinschaft, das alle Zukunft überdauert. Die erfahrenen, willigen Älteren verlieren ihre Dumpfheit im Zusammenwirken mit der nachflutenden Kraft des jungen Deutschlands und begreifen, daß es nichts Schöneres gibt, als ein Volk zu einem unzerbrechlichen Ganzen zu verklammern. Die Hände ehemals Abtrünniger falten sich wieder zum Gebet.

Von diesem hohen Scheitelpunkt der Wende unserer Geschichte richten wir siegessicher den Blick auf einen Gesundungsprozeß, auf eine riesige volkshygienische Belehrung, die der Genius des Nationalsozialismus der zerrütteten Seele seines Volkes angedeihen ließ. Die seelische Aufrichtung durch Verschaffung von Arbeit, Ruhe und Erholung für jeden Volksgenossen durch den nationalen Sozialismus der Tat im Dritten Reich wird das Begonnene vollenden, dafür sorgen, daß auch die, die nach uns kommen, leben können, und das Glück der Gemeinschaft zum Inhalt unseres deutschen Lebens werden lassen. Das Winterhilfswerk 1933/34 enthüllte eine kaum geahnte Hilfsbereitschaft der Liebe und gab praktische gesundheitliche Belehrung. Das Gesetz zur Ordnung der nationalen Arbeit erhebt diese zur nationalen Ehre und schirmt die Existenz wie die soziale und rechtliche Besserstellung des schaffenden Menschen. Die NS-Gemeinschaft „Kraft durch Freude", der die Deutsche Arbeitsfront und der Reichsbund der deutschen Beamten als Mitglieder zugehören, bedeutet in der Tätigkeit seiner Ämter „Propaganda und Presse", „Ausbildung"[1], „Reisen, Wandern und Urlaub", „Schönheit der Arbeit", „Siedlung", „Volkstum und Heimat" sowie in seinem „Kulturamt" und „Sportamt" den Einzug des Schönen Götterfunkens in das Herz eines jeden arbeitenden Volksgenossen, da die Organisation Freizeit, Feierabend und Urlaub nicht nur zur Entspannung und Erholung, sondern auch zu seelischer Erhebung, Bildung und Veredelung verwendet wissen will. Mit dem Hilfswerk „Mutter und Kind" ruft nun die NSV zur Selbsthilfe auf. Staatlichen und kommunalen Stellen sollen neue Lasten nicht auferlegt werden, sondern das deutsche Volk selbst soll Träger des Gedankens und der Tat werden, daß nur gesunde Mütter und gesunde Familien den Volksbestand sichern können, daß Mutter und Kind Unterpfand für die Unsterblichkeit eines Volkes sind. Der weitgespannte Aufgabenkreis umschließt: Hilfe für Wirtschaft, Arbeitsplatz und Wohnung der Familie, Müttererholung und Mütterschulung, Betreuung der werdenden und Sondermaßnahmen für die ledige Mutter. An diesem volkserhaltenden und volkserzieherischen Plane wird mit höchster Verantwortung und Pflichterfüllung jeder deutsche Volksgenosse im Dienst an Familie, Volk und Staat mitarbeiten. Die Verpflanzung des Schaffenden in gesunde, schlichtschöne Arbeitsräume und Heime, die nicht bloße Schlaf- und Eßstätten sind, die Verwendung der Heilkraft von Natur und Landleben, die Erkenntnis des Wertes von Reinheit der Rasse, die Sehnsucht nach Kindern und Familienglück werden weitere Stufen in der gänzlichen Umgestaltung unseres Denkens, Willens und Gemüts und damit Wegweiser zur seelischen Genesung unseres Volkes sein. Und wenn diese für die Gesamtheit auch erst begonnen hat, da nicht alle Menschen gleich schnell auf die verabfolgten Heilmittel reagieren und geistige Störungen oft erst einer langwierigen Behandlung weichen: SA marschiert mit ruhig festem Schritt! Künftig wird jedenfalls die gesunde und gesundmachende Weltanschauung der Nationalsozialisten die

---

[1] Allen Volksgenossen offenstehende abendliche Lehrgänge in Deutsch, Geschichte, Erdkunde, Geopolitik, Kolonialkunde, Englisch, Französisch, Buchführung, kaufmännischem Rechnen und Kurzschrift werden halbjährlich unter Leitung bewährter Kräfte des NS-Lehrerbundes durchgeführt.

Geistes- und Seelengrundlage des ganzen deutschen Volkes bilden.
Das Reich muß uns doch bleiben!

7. Individuelle Belehrung in der allgemeinen Hygiene.

Allgemeinhygienische Erziehung in der Jugend und allgemeinhygienische Aufklärung der Erwachsenen gründen sich vorzugsweise auf allgemeingehaltene Belehrungen. Sie können sich nur
in weiten Umrissen bewegen, da sie sich an diese Altersklassen
im ganzen wenden. Die Lehren passen wohl für alt und jung, für
das männliche und das weibliche Geschlecht, sie besagen indessen
nicht, was für einen bestimmten Organismus das Dienliche ist.
Es ist z. B. oft beobachtet worden, daß an sich förderliche Leibesübungen (Hanteln, Bergsteigen, Rudern, Radfahren usw.), die
nicht etwa übertrieben wurden, dem einen schadeten, dem anderen
zuträglich waren. So verschieden zwei Körper voneinander sind,
so verschieden müßte also auch die gesundheitliche Belehrung
sein. Weiter können die normale Abnutzung der Organe, das
Überstehen schwerer Krankheiten, Entbehrungen, üppige Lebensweise oder andere Mißbräuche denselben Körper derart verändern,
daß das, was für ihn früher von Vorteil war, es heute nicht mehr
ist. Immerhin werden die Wege, die wir heute gehen und die in
der Jugenderziehung sogar erst richtig angebahnt sind, doch viele
Gesunde zu einem frischen und frohen Dasein führen. Die Weiterentwicklung der gesundheitlichen Volksbelehrung aber wird von
der Verallgemeinerung sich voraussichtlich wieder abwenden und
den Einzelnen nach seinem Körperzustande zu beraten trachten.
Sie würde sich dann der Art der persönlichen Gesundheitsbelehrung nähern, die frühere Generationen, wenn auch nur bevorzugte
Kreise, in der bedachtsamen Betreuung der Familienmitglieder
durch den Hausarzt besaßen. Man erinnere sich nur, wie dieser,
der jeden einzelnen der Familie oft von Geburt an körperlich und
geistig genau kannte, bei seinen häufigen Besuchen die sachge-
mäßesten Ratschläge auch den Gesunden angedeihen ließ, Berufs-
und Lebensberater war. Er vertrat in seinem Bereich die ver-
nünftigen Grundsätze einer allerdings nicht sehr vorgeschrittenen
Gesundheitswissenschaft und heilte nach Möglichkeit auch die
Krankheiten. Er wirkte so mehr als Hygieniker denn als Arzt.
Gewiß wohnen beide Seelen auch heute noch in der Brust eines
jeden praktischen Arztes. Es überwiegt aber bei ihm weitaus die
Tätigkeit als Krankenbehandler, wenn er nicht noch nebenbei in
der Fürsorge Belehrungsdienst leistet.

Anzeichen für die angedeutete Umstellung sind vorhanden.
In den Fürsorgestellen treiben Medizinalbeamte und

Fürsorgeärzte, in ihrem Bereich auch die Schul-, Wohl-
fahrts- und Sportärzte, die eine Behandlung Kranker nicht
ausüben dürfen, eine Volksbelehrung an jeder einzelnen ihrer
Obhut überwiesenen Person. Ein solches Aufklärungswerk verrichten namentlich auch die Fürsorgeschwestern[1] bei ihren
Familienbesuchen. Persönlich hygienische Volksbelehrung leisten
auch die gemeindlichen Eheberatungsstellen[2], die berufen
sind, in breiten Volksschichten das Gewissen zu schärfen, um das
Verantwortungsgefühl vor Eingehung einer Ehe und in dieser zu
heben und das Fortpflanzen gesunden Erbgutes zu sichern, ferner
die amtsärztlichen Untersuchungen der Bewerber um Ehestandsdarlehen und der Ansiedler. Ersterer Personenkreis wird
einzeln dahin belehrt, daß der Staat nur diejenigen Ehen fördern
will, in denen beide Partner frei von Infektionskrankheiten,
körperlichen und geistigen Gebrechen und Erbleiden sind, der
andere auch darin, daß Rassereinheit, Sicherung des Volksbestandes und der allgemeinen Gesundhaltung bei der Ansetzung neuer
Menschen nötig sei. Mit individueller Belehrung durch Reihen-
untersuchungen ist auch die ärztliche gesundheitliche Durch-
forschung der Hitlerjugend, der SA und SS und der Arbeits-
dienstpflichtigen verbunden. Weiter müssen die durch das
Gesetz zur Ordnung der nationalen Arbeit im Jahre 1934 ein-
gesetzten Vertrauensräte, die unter Leitung des Führers des
Betriebes und mit ihm nach dem Prinzip der Verantwortung
und Moral arbeiten, für Durchführung und Verbesserung des
Betriebsschutzes sorgen. Sie sind daher auch die gegebene
Stelle, die Gefolgschaft im einzelnen hygienisch zu erziehen.
Die beamteten Ärzte, die praktischen Ärzte (auch diejenigen
der Eheberatungsstellen) wurden in besonderen Kursen mit der
Vererbungslehre und Rassenhygiene bekannt gemacht, damit
auch sie zur Volksaufklärung hierin beitragen. Einige Ärzte

---

[1] Landesfürsorgerin Brandt, Merseburg, Möglichkeiten und Wege für
die Mitarbeit der Fürsorgerin an der Hygienischen Volksbelehrung. Schriftenreihe des Reichsausschusses für H. V. 1931.

[2] Im Jahre 1927 haben sich die im Deutschen Reich damals bestehenden
etwa 150 Eheberatungsstellen zu einheitlichem Vorgehen in eine freie
Vereinigung zusammengeschlossen. Die Einrichtung solcher ärztlich ge-
leiteter Stellen in Gemeinden und Kreisen wurde in Preußen durch den
Erlaß des Wohlfahrtsministers vom 19. Februar 1926 entsprechend den
Leitsätzen des Reichsgesundheitsrats vom 26. Februar 1920 sehr gefördert.
Neuerdings ist diese Vereinigung der Deutschen Gesellschaft für
Rassenhygiene eingegliedert worden. In Berlin sind die Eheberatungsstellen mit den Schwangeren- und Säuglingsfürsorgestellen in Be-
ratungsstellen für Rassenpflege umgewandelt worden, um in der Großstadt
wieder zu einer Vermehrung der erbgesunden Bevölkerung zu gelangen.

der Arbeitsdienstlager erteilen bereits jetzt hygienischen und erbbiologischen Rat. Ferner wurden die Beamten der Standes- (zu-
künftig: Sippen-) ämter, Krankenkassenangestellte, Hebammen,
Fürsorge- und Gemeindeschwestern in diesen Fragen geschult.

Körperzustände zu erkennen vermag nur eine mit Erhebung der Vorgeschichte verbundene ärztliche Untersuchung, die von Zeit zu Zeit wiederholt wird. Nach Gottstein[1] ist die periodische ärztliche Gesundheitsuntersuchung die Grundlage der persönlichen Gesundheitsförderung. Das haben z. B. diejenigen bereits richtig erkannt, die etwa alle Halbjahre ihre Zähne vom Zahnarzt prüfen lassen, ohne daß sie bereits Beschwerden an ihnen empfinden. Hierher gehören die regelmäßigen Messungen und Wägungen von Schulkindern, die sonstigen schulärztlichen Untersuchungen[2] und solche, die von der Hitlerjugend und dem Studentenwerk der deutschen Hochschulen in ihrem Wirkungsbereich veranlaßt werden. Letztere Untersuchungen ermittelten z. B. aktive und inaktive Tuberkulosefälle bei angeblich völlig Gesunden, wie dies auch in der Reichswehr und in Arbeitsdienstlagern beobachtet wurde. Dazu zählen auch die periodischen ärztlichen Prüfungen von Eisenbahnbeamten und Seeleuten auf Gesicht und Gehör. Das vom Reichsausschuß für Krebsbekämpfung herausgegebene Merkblatt „Der Krebs der Frauen" rät jeder Frau über 40 Jahre, sich einmal jährlich vom Arzt untersuchen zu lassen. Der Reichsausschuß für H. V. hat im Jahre 1931 die Einführung eines Gesundheitspasses empfohlen, der für das neugeborene Kind beschafft und vom Tage der Geburt bis zum Lebensende fortgeführt werden soll. In dem Paß sind Eintragungen für periodische ärztliche Untersuchungen vorgesehen. Die HJ läßt in diesem Sinne ihre Mitglieder bereits karteimäßig aufnehmen.

Periodische ärztliche Gesundheitsuntersuchung.

Im Interesse der Volksgesundheit läge es, auch breitere Bevölkerungsschichten, z. B. die der sozialen Versicherung angehörenden, regelmäßigen ärztlichen Untersuchungen zu unterwerfen, bei denen der Einzelne belehrt wird, wie er, während er weiterarbeitet, Kraft und Leben sich länger erhalten kann. Die Volkswirtschaft würde das Kapital, das infolge ausgedehnterer Arbeitsleistung sich ansammelt, zu nutzen wissen, und die Allgemeinheit

---

[1] Gottstein u. Tugendreich: Sozialärztliches Praktikum. Berlin: Julius Springer 1918.

[2] Formblätter für die schul- und sportärztlichen Untersuchungen sind im Reichsgesundheitsamt ausgearbeitet worden. Eine Schulgesundheitsstatistik auf solcher Grundlage ist für die deutschen Orte mit schulärztlicher Versorgung im Werden begriffen.

hätte die größten Vorteile davon. Können die Versicherungsträger, insbesondere die Krankenkassen[1], Lebensversicherungsanstalten und ähnliche Institute bei einer solchen Regelung sich wesentliche Ersparnisse ausrechnen, so wird dem Gedanken ein ganz außerordentlicher Antrieb von selbst erwachsen. Die Anwendung auf die Familienversicherung wäre die nächste Folge. Wenn die Kosten solcher Untersuchungen niedrig zu halten sind, so werden auch nichtversicherte Personen diese in Anspruch nehmen.

In Amerika ist man auf dem Wege der breiten individuellen hygienischen Belehrung[2] vorangegangen. Das Lebensverlängerungsinstitut in New York (Life Extension Institute) mit seinen zahlreichen Filialen in anderen Städten führt durch etwa 8000 Ärzte solche Untersuchungen mit allen wissenschaftlichen Hilfsmitteln in größerem Umfange aus. Jedem der Untersuchten wird ärztlicher Rat erteilt[3]. Behandelt wird in der Anstalt nicht. Eine Zeitschrift und Flugblätter über vernünftige Lebensweise werden herausgegeben. 45 Lebensversicherungsgesellschaften, darunter die große Metropolitan Life Insurance Company[4], und große Handelshäuser haben jährliche Untersuchungen für Versicherte und Angestellte vorgeschrieben, nachdem der gesundheitliche Nutzen, die Hebung der Lebenserwartung und ein bedeutender finanzieller Gewinn durch genaue Statistik

Gesundheitsdienst der privaten Lebensversicherungsgesellschaften.

---

[1] Auch die Versicherungskassen der Lehrerschaft im Hinblick auf die Verbreitung von Tuberkulose unter Schulkindern durch unwissentlich erkrankte Lehrpersonen.

[2] Neustätter: Gesundheitsuntersuchungen. Münch. med. Wschr. 1926 Nr. 4.

[3] Fisk u. Crawford: How to make the Periodic Health Examination? (Wie verfährt man bei der periodischen Gesundheitsuntersuchung?) The Macmilian Co. New York 1927.

[4] Neustätter: Gesundheitliche Belehrung durch die Lebensversicherung. Hyg. Wegweiser, Dresden, Jg. 2, H. 5. Die Gesellschaft, bei der über 18 Millionen Personen (Männer, Frauen, Kinder) versichert sind, läßt durch sehr zahlreiche Fürsorgerinnen und Gesundheitsagenten auf Hausbesuchen persönliche Unterweisung erteilen und wirkt durch Wanderausstellungen und Filme, durch Radio, Gesundheitsbücher, Kalender und aufklärende Botschaften in illustrierten Magazinen. Im Jahre 1931/32 wurden 38 Millionen Broschüren verbreitet und von den Krankenschwestern $2^1/_4$ Million Krankenbesuche bei Versicherten gemacht. Sie arbeitet mit den Medizinalbeamten, Ärzten und gesundheitsfördernden privaten Organisationen eng zusammen, unterstützt den Gesundheitsunterricht in den Schulen und beteiligt sich an gesundheitlichen Erhebungen, Großexperimenten und Untersuchungen. Die Sterblichkeit der versicherten Industriearbeiter z. B. auch an Tuberkulose, Typhus, Kinderinfektionskrankheiten nahm wesentlich ab, die Lebenserwartung vermehrte sich. Jeder Dollar, der für die gesundheitliche Belehrung ausgegeben wird, bringt der Gesellschaft eine Ersparnis von 3 Dollar an Prämien ein.

erkannt war. Z. B. ergaben die Berechnungen jener großen Lebensversicherungsgesellschaft, daß die Gesamtsterblichkeit der Versicherten um 18% hinter der erfahrungsmäßigen Erwartung zurückblieb und in einzelnen Gefährdungsklassen die Besserung noch auffälliger war. Viele Leute hatten offenbar aus der Untersuchung gelernt und den dabei gegebenen Rat befolgt. Wenn man nun auch wohl das Ergebnis von in die Hunderttausende gehenden, im Laufe der ersten 12 Jahre im Lebensverlängerungsinstitut ausgeführten Untersuchungen für andere Länder nicht ohne weiteres verallgemeinern darf, so spricht doch der Umstand, daß 60% der Untersuchten als der ärztlichen Beratung bedürftig gefunden wurden, bereits eine beredte Sprache zugunsten der regelmäßigen Gesundheitsnachprüfung. Noch mehr aber muß man eine solche befürworten, wenn man erfährt, daß von den übrigen Untersuchten ein großer Teil zwar nicht behandlungsbedürftig, aber auch nicht ganz gesund war, meistens allerdings ohne dies zu wissen. Nach einer „Krebswoche", die das Gesundheitsamt des Staates Massachusetts U. S. A. abhielt, suchten 16000 Personen die Ärzte auf; 14% hatten Krebs. Es läßt sich ermessen, was hier durch ärztlichen Rat bzw. frühzeitige kurze und daher billige ärztliche Behandlung gebessert werden kann. Auch die ausgedehnte chemische Industrie hat sich der Aufklärung durch gesundheitliche Hinweise im „Literary Drogist" zugewandt. Die Jahresberichte der „Revisionsärzte" (Association of Life Insurance Medical Directors of America) enthalten interessantes einschlägiges Material in Originalvorträgen und Erörterungen hinsichtlich der frühzeitigen Erkennung von Leiden und ihrer Bedeutung für die Lebensdauer.

Bis 1932 hatten sich diesem Gesundheitsdienste erschlossen: Nordamerika mit 82, Deutschland mit 27, Kanada mit 18, Schweden mit 16, Norwegen mit 10, Japan mit 9, Holländisch-Indien mit 6, England mit 4, Finnland, Frankreich, Österreich mit je 3, Schweiz, Tschechoslowakei, Australien mit je 2, Belgien, Holland, Polen, Spanien, Italien, Ungarn und Jugoslawien mit je einer Gesellschaft. Die Formen sind verschieden.

Beispielsweise gewähren in England mehrere Versicherungsgesellschaften denjenigen Versicherten eine Ermäßigung der Prämie, die sich regelmäßig untersuchen lassen. Dies sind bei einzelnen Gesellschaften bereits 25% der Versicherten. In Italien hat das Nationale Versicherungsinstitut mit dem Verband faschistischer Ärzte Vereinbarungen getroffen, wonach den in Höhe von 20000 und mehr Lire versicherten Personen alle 2 Jahre unentgeltliche ärztliche Untersuchungen in freier Arztwahl angeboten werden. Dabei sind urologische Untersuchungen und Blutdruckmessungen einbegriffen. Gewährt werden ferner zinslose Darlehen für größere Operationen, unentgeltliche Laboratoriumsuntersuchungen, klimatische oder Mineralbäderkuren sowie Erleichterungen für Zahnbehandlung. Für die Studierenden wurde die periodische ärztliche Untersuchung gesetzlich festgelegt.

In Frankreich sind für die vorbeugende Untersuchung folgende Einrichtungen geschaffen: Die von der Winburn-Stiftung in Courbevoie begründete Zentralstelle für die Untersuchung und Überwachung der Kinder bis zum 14. Lebensjahr; die bei der Akademie in Paris eingeführten Gesundheitspässe und zweijährlichen Untersuchungen der Studierenden; die Untersuchung der etwa 2000 Studierenden der ersten beiden Semester an der Universität Straßburg und die Einrichtung des Centre de Médecine an der Cité Universitaire zu Paris; die bei der Versicherungsgesellschaft Le Nord eingeführte periodische Untersuchung der Versicherten und die im Departement Aube errichtete Société de Santé, die ihren Mitgliedern solche Untersuchungen ermöglicht. In der Schweiz verschafft die Gesellschaft Vita den mit 6000 und mehr Franken Versicherten alle 3 Jahre eine unentgeltliche ärztliche Untersuchung, für die der Arzt 8 Franken erhält. Im Jahre 1929 machten 46,4% der Versicherten davon Gebrauch. Eine große Krankenkasse in Wien hat ein „Institut für periodische Untersuchung Gesunder" eingerichtet, das von ihren Angehörigen nur einen kleinen Verwaltungsbeitrag verlangt und für andere Personen gegen ein mäßiges Entgelt offensteht.

In Deutschland wurde eine periodische Gesundheitsuntersuchung in den Nachkriegsjahren zuerst bei der Betriebskrankenkasse der Kruppwerke in Essen leider nur vorübergehend eingeführt. Später wurde der Gedanke von den deutschen privaten Lebensversicherungsgesellschaften aufgenommen. Bereits auf dem Verbandstage von 1926 wurde die Frage dem Ausschuß zur Erörterung überwiesen. Im Januar 1927 schlossen sich dann 5 Gesellschaften zu einer „Deutschen Zentrale für Gesundheitsdienst in der Lebensversicherung" zusammen. Im Jahre 1931 gehörten dieser schon 25 Lebensversicherungsgesellschaften (darunter auch Rückversicherungsgesellschaften) an. Von den Mitgliedsgesellschaften hat ein Teil den literarischen Gesundheitsdienst eingeführt; er versorgt die Versicherten (über 500 000 regelmäßig) mit belehrenden Schriften. 13 gewähren ihren Versicherten das Anrecht auf periodische ärztliche Gesundheitsuntersuchungen. Der Prozentsatz der tatsächlich benutzten Gutscheine stieg bei fast allen von Jahr zu Jahr. Bei der Vita war bis

1933 eine Steigerung auf 51% zu verzeichnen, wahrscheinlich weil sie vor Verfall des Gutscheins den Versicherten noch einmal mahnt. Einzelne Gesellschaften geben auch Beihilfen für Operationen u. a. in Form von hohen, zinslosen Darlehen aus der Versicherungssumme. Ein Teil bietet alle Arten des Gesundheitsdienstes. Die Absicht ist, unter den Versicherten und damit unter den überhaupt im Erwerbsleben Stehenden den Gedanken von der Nützlichkeit und Notwendigkeit vorbeugender Gesundheitsarbeit zu verbreiten und diese nicht nur durch aufklärendes Wort (Merkblätter und Schriften), sondern namentlich auch durch freiwillige periodische ärztliche Untersuchung und Gesundheitsberatung auf Kosten der Gesellschaft zu fördern[1]. Allen Gesellschaften, die in Deutschland arbeiten, wird die Beteiligung offengehalten, Reichsbehörden, Wohlfahrtsorganisationen usw. wirken im Beirat mit.

In der Zentrale für Gesundheitsdienst ist ein auf populärhygienischem Gebiet erfahrener Arzt beschäftigt. Sie entfaltet eine vielseitig anerkannte, rege Tätigkeit, z. B. auch durch Vorträge, Rundfunk, Zeitungsartikel und Beteiligung an Hygieneausstellungen im In- und Ausland. Sie gibt eine illustrierte Vierteljahrsschrift für Gesundheitsförderung „Gesundheitsdienst" in einer Auflage von über 100 000 Stück, Merkblätter (über Tuberkulose, Grippe, Unfallverhütung u. a.) und die Broschüren „Gesunderhaltung im Sommer bzw. im Winter" in großer Auflage heraus, die bei den Versicherten erfreulichen Widerhall gefunden haben. Ihre „Zwölf Lebensregeln", ein Brevier für vernünftige Lebensweise, werden von den Gesellschaften z. B. durch Abdruck auf Prämienquittungen verwertet. Auf der Internationalen Hygieneausstellung in Dresden 1930/31 führte sie in ihrer Gruppe „Gesundheitsdienst der Lebensversicherung" den lehrreichen Film „Überlaß es nicht dem Zufall", der später durch viele deutsche Städte wanderte, einen vielbestaunten Kalorienautomaten und künstlerisch hergestellte Dioramen vor, um die Notwendigkeit der Gesundheitsberatung an den Beschauer unmittelbar heranzutragen, verteilte Druckschriften wie „Das richtige Kostmaß" und machte durch theoretische Erklärungen ihre Absichten lebendig. Im Jahre 1932 beschickte sie die Kölner Ausstellung „Der Schutz von Eigentum und Leben", wozu sie u. a. eine Broschüre „Gute Kost — und doch sparsam" bereitstellte, und beteiligte sich auch an der dortigen Versicherungswoche.

---

[1] Neustätter: Die Lebensversicherung als Gesundheitsfürsorgefaktor, Blatt des Roten Kreuzes, Februar 1928; Gesundheitsfürsorge der Lebensversicherung, Assekuranz-Ib 47; Die Einstellung der Lebensversicherung auf gesundheitsfürsorgerische Ziele. Arch. soz. Hyg. Bd. 3 (1928) Heft 1.

Zur periodischen Gesundheitsberatung in Deutschland, die 1933 von 13 deutschen Versicherungsgesellschaften gewährt wurde, ist mit dem Leipziger Wirtschaftlichen Ärzteverbande ein Abkommen getroffen, wonach seine Mitglieder für eine Untersuchung in der Ausdehnung, wie sie ein Gutschein vorschreibt (Befund an Herz, Lunge, Unterleibsorganen, Reflexen, Eiweiß und Zucker), das vereinbarte Honorar von 6 Mark erhalten. Da dem Leipziger Verbande fast alle deutschen Ärzte angehören, ist die Arztwahl in Stadt und Land frei. Die Untersuchung wird allen Lebensversicherten der betreffenden Gesellschaft von einer gewissen Versicherungssumme an gewährt, die meist 5000 RM. (in einem Fall 8000, in einem anderen 6000, in einem dritten nur 3000 RM.) beträgt. Die Perioden, in denen die Untersuchung erfolgt, sind alle drei Jahre, zum erstenmal mit Abschluß des dritten Jahres nach Eingehen der Versicherung, mit dem Hinausgehen der vierten, stets vorauszuzahlenden Prämienquittung. Von dieser Vergünstigung machen jetzt im Durchschnitt rund 37% der Versicherten Gebrauch[1] (in Amerika etwa 8%, bei Laboratoriumsuntersuchungen 10—12%). Die Kosten der Untersuchung werden von den Versicherungsgesellschaften getragen; eine über den Umfang des Gutscheines hinausgehende Beanspruchung des Arztes hat der Untersuchte selbst abzugelten. Nach der ärztlichen Untersuchung wird dem Versicherten keinerlei Schriftstück übergeben. Der dem Arzte vorgelegte Gutschein, aus dem sich die Tatsache der Untersuchung, nicht aber das Ergebnis ersehen läßt, wird ohne Eintragung, nur unterzeichnet, vom Arzt der Gesellschaft übersandt. Die Versicherungsgesellschaften halten diese Art der Ausübung für wichtig, damit in dem Versicherten nicht das Gefühl einer Kontrolle aufkommt. Was die Ärzte für sich aufzeichnen, bleibt den Gesellschaften unbekannt, um das Vertrauensverhältnis zwischen Arzt und Klienten aufrechtzuhalten. Einstweilen ist daher auch jede statistische Erfassung der Auswirkung der Gesundheitsuntersuchung und -beratung zurückgestellt worden. Die Feststellungen bleiben also völlig geheim. Immerhin dürfte es sich auf die Dauer nicht umgehen lassen, daß ein statistischer Vergleich des Sterblichkeitsprozentsatzes der Untersuchten und der gleichartigen Nichtuntersuchten unternommen wird, um einen erheblichen Sterblichkeitsgewinn für die in der deutschen Zentrale vereinigten Gesellschaften nachzuweisen und so die nicht unbeträchtlichen Kosten des bisherigen Verfahrens vor der Allgemeinheit der Versicherten zu rechtfertigen. Als erste hat nun die

---

[1] H. Doll: Die Untersuchung Lebensversicherter auf Grund der Erfahrungen deutscher Lebensversicherungsgesellschaften.

Leipziger Lebensversicherung nachgewiesen, daß, obwohl der Gesundheitsdienst erst wenige Jahre bestand, die Durchschnittssterblichkeit der periodisch Untersuchten 79,8, die der übrigen Versicherten aber 87,7% betrug und aus der Mindersterblichkeit im Jahre 1931 eine Ersparnis von 75 000 RM. erreicht wurde, die ein Mehrfaches der unmittelbaren Kosten des Gesundheitsdienstes der Gesellschaft ausmachte.

Der weit ausgiebigere Gebrauch, der von dieser Einrichtung in Deutschland gegenüber den Vereinigten Staaten von Nordamerika gemacht wird, wird vor allem auf die freie Arztwahl zurückzuführen sein. Es laufen bei den Gesellschaften gelegentlich immer wieder Briefe ein, in denen ein Versicherter sich für den wertvollen Dienst bedankt, den ihm die Gesundheitsberatung geleistet hat. Die Agenten finden, daß die Einrichtung eine Annäherung zwischen Versicherten und Gesellschaft zustande bringe. Die Erwartung, die man an diesen Gesundheitsdienst knüpfte, hat sich somit bereits in gewisser Weise erfüllt. Es wäre aber zu wünschen, daß die Erziehungsarbeit, die ein Teil der deutschen Lebensversicherungsgesellschaften und die Deutsche Zentrale theoretisch und praktisch betreiben, nicht nur für sie selbst von höchstmöglichem Erfolg gekrönt sein möge, sondern daß von hier aus auch die Bildung einer Volksgepflogenheit ausgehe, die die periodische gesundheitliche Beratung durch den Arzt in weite Bevölkerungsschichten trägt.

Die Mahnung Neustätters an die praktizierenden Ärzte, beizeiten auf die kommende Entwicklung Bedacht zu nehmen, ist daher sehr berechtigt. Da es wesentlich ist, schon die allerersten Krankheitsanfänge frühzeitig zu erkennen, sollten Lehrgänge für Ärzte veranstaltet werden, wie ein solcher bereits in Heidelberg 1931 stattgefunden hat. Auch die Nachuntersuchung Genesener ist von großer Bedeutung, schon um auf vermeidbare Schädlichkeiten aufmerksam zu machen, die unter Umständen zu Rückfällen Anlaß geben können. In der deutschen ärztlichen Literatur hat der Gedanke vorbeugender ärztlicher Untersuchung mehr und mehr Fuß gefaßt; zahlreiche Arbeiten weisen den Wert einer solchen Kontrolle bei den verschiedensten Krankheiten nach.

Auch die deutsche Tagespresse ist hierauf aufmerksam geworden. So haben z. B. viele, auch ganz kleine württembergische Zeitungen Artikel derart gebracht, die ihnen von einer Lebensversicherungsgesellschaft in Stuttgart zugingen.

Man könnte sich endlich eine Umgestaltung des ärztlichen Studiums nach der Richtung hin denken, daß der junge Mediziner etwa in einem von einer großen Universität errichteten „Haus der Gesundheit" in enge Berührung mit vielen gesunden Menschen gebracht wird, um an deren ganzem Körper natürliche Abweichungen beobachten zu lernen und seine Sinne für die Erkennung entstehender Krankheitserscheinungen zu schulen. In diesem, mit allem Rüstzeug der Diagnostik ausgestatteten Hause könnten auch periodische Gesundheitsuntersuchungen an Krankenkassenmitgliedern und Selbstzahlern vorgenommen und die hindurchwechselnden Leute durch die dort betriebene Anwendung von Luft, Licht, Wasser und Gymnastik praktisch zu gesunder Lebensweise erzogen werden. Ein solches Zentralinstitut vermöchte Ärzte und Hilfspersonal für die schließlich an jeder Universität zu begründenden Institute, ja sogar für Anstalten heranbilden zu können, die mit den von der Deutschen Arbeitsfront in allen Städten geplanten Volkshäusern in Verbindung stünden. Diese den griechischen Gymnasien ähnelnden Anstalten würden in ihrer hygienischen Individualbelehrung für die Gesunderhaltung des Volksganzen von allergrößter Bedeutung werden können, den werdenden Arzt aber wieder stark auf die Vorbeugung und Heilung durch Naturkräfte drängen, Methoden, die in einer dem Volksempfinden abgewandten Ära der uferlosen Verschreiberei von chemischen Fertigwaren, des unbeherrschten Griffs zum Messer und des übermäßigen Spezialistentums, wenn überhaupt gekannt, so doch nicht genug gewürdigt werden.

In den Vereinigten Staaten von Nordamerika ist die volkserzieherische Bewegung von der Ärzte-Gesellschaft aufgegriffen worden, die ihren Mitgliedern Gesundheitsberatung in umfangreichem Maße empfiehlt und durch Herausgabe von Formularen, Anleitungen usw. erleichtert. Im Staate New York unternahm das neugebildete The Greater New York Comittee on Health Examination mit Unterstützung der Metropolitan Lebensversicherungsgesellschaft im Jahre 1930 einen auf fünf Jahre berechneten Werbungsfeldzug, der die Propaganda des Gedankens bei Ärzten und Publikum zum Ziel hat. Für die ersteren umfaßt das Programm: Freie Arztwahl (nach deutschem Muster), Fortbildung in der Technik der periodischen Untersuchung, Einführung dieser Belehrung in das Studium des Arztes, Schaffung einer Übersicht über die bisher schon bestehenden verschiedenen Möglichkeiten der Untersuchung (Industriebetriebe, Heer, Marine, Post usw.) und ständige Hinlenkung der Aufmerksamkeit auf die Würdigung ihres Wertes in der Sprechstundenpraxis. Diesem besonderen Zweck dient eine kleine Monatsschrift „Der Gesundheitsuntersucher"

(The Health Examiner). Die Öffentlichkeit wurde im ersten Jahre $1^1/_2$ Monate lang durch zahlreiche Ansprachen, Rundfunkvorträge, die Presse, den Film „Wer zuletzt lacht…" und durch Handzettel in Bewegung gesetzt. Letztere trugen das Bild eines Vogel Strauß, der verwundert einem seinen Kopf in den Sand steckenden Manne zuschaut. In ähnlicher Weise wird weiter fortgefahren werden. Für die Ärzte wird eine Zeitschrift herausgegeben.

8. Schlußbetrachtung.

Es kann nicht zweifelhaft sein, daß die auf die Person zugeschnittene volkshygienische Belehrung an sich der Massenversorgung hiermit unbedingt überlegen und vom volksgesundheitlichen Standpunkt daher anzustreben ist, wenn sie sich, dann aber möglichst für jeden Einzelnen, durchführen läßt.

Bis dahin müssen wir uns mit der allgemeinen Belehrung in den vorgangs geschilderten Formen zufrieden geben, die immerhin einen gewaltigen Umschwung des Unwissens und der Interesselosigkeit herbeizuführen vermag. Freilich ist dies ein Mühen von langer Dauer unter dem Leitspruch: „Du sollst es dreimal sagen", und es werden noch manche der Vorkämpfer aus dem aufreibenden Streite ausscheiden, ehe das Ziel erreicht ist. Das selbst in Notzeiten fortzusetzende, weil als Sparmaßnahme wirkende, zähe Ringen um die Eroberung des Bewußtseins durch die Volkshygiene wird aber schließlich doch von Erfolg gekrönt sein, zumal wenn die Individualberatung nebenhergeht, wie sie von den privaten Lebensversicherungsgesellschaften allerdings nur in der allgemeinen Hygiene für das Erwerbsalter eingeführt wurde und sich nunmehr in der Volksgemeinschaft bereits auf Rasse- und Erbfragen ausgebreitet hat.

In der Erkenntnis des Segens deiner Art und deiner Gesundheit, im Willen, ihrer Segnungen teilhaftig zu werden, wandle, deutsches Volk, zu den ewig jungen und reinen Wassern, die dich und deine Kinder mit starkem und frohem Leben speisen!

Hygienische Volksbildung. Von Dr. med. **Martin Vogel,** Wissenschaftlicher Direktor am Deutschen Hygienemuseum, Generalsekretär des Sächsischen Landesausschusses und vorm. Generalsekretär des Reichsausschusses für Hygienische Volksbelehrung. (Sonderausgabe des gleichnamigen Beitrages in dem I. Band des „Handbuches der sozialen Hygiene und Gesundheitsfürsorge".) Mit 6 Abbildungen. IV, 88 Seiten. 1925. RM 3.—*

Gesundheit ist Lebensglück. Gedanken des Volksgesundheitslehrers Dr. **Jakob Laurenz Sonderegger** für Schule und Haus. Im Auftrage des Reichsausschusses für hygienische Volksbelehrung herausgegeben von Professor Dr. med. C. Adam, Generalsekretär des Reichsausschusses für hygienische Volksbelehrung, und Rektor F. Lorentz, Mitglied des Reichsgesundheitsrats. VIII, 64 Seiten. 1930.
Einzeln RM 1.—*
50 Expl. je RM 0.80; 500 Expl. je RM 0.75; 1000 Expl. je RM 0.70

Gesundheitsbüchlein. Gemeinfaßliche Anleitung zur Gesundheitspflege. Bearbeitet im Reichsgesundheitsamt. Achtzehnte, abgeänderte Ausgabe. In Vorbereitung.

Sporthygiene. Von Dr. **Friedrich H. Lorentz,** Wissenschaftlicher Rat und Abteilungsvorstand am Hygienischen Staatsinstitut Hamburg, Privatdozent für Hygiene an der Universität Hamburg. Zweite Auflage. Mit 11 Abbildungen. VIII, 229 Seiten. 1931. RM 7.80

Leitfaden der Anthropologie. Von Dr. phil. et med. **K. Saller,** Privatdozent der Anatomie, Assistent am Anatomischen Institut der Universität Göttingen. Mit 128 Abbildungen. IV, 284 Seiten. 1930. RM 24.—; gebunden RM 25.80*

Einführung in die menschliche Erblichkeitslehre und Eugenik. Von Dr. phil. et med. **K. Saller,** Privatdozent der Anatomie, Assistent am Anatomischen Institut der Universität Göttingen. Mit 82 Abbildungen. V, 307 Seiten. 1932. RM 24.—; gebunden RM 25.80

Vererbung und Erziehung. Unter Mitwirkung von A. Busemann, Ph. Depdolla, E. G. Dresel, E. Hanhart, H. Hoffmann, H. Schlemmer, O. Frhr. von Verschuer. Herausgegeben von Professor Dr. **Günther Just,** Greifswald. Mit 39 Abbildungen. VI, 333 Seiten. 1930. RM 12.80*

Praktische Übungen zur Vererbungslehre. Von Professor Dr. **Günther Just,** Greifswald („Biologische Studienbücher", 1. Band.)
Zweite Auflage. Erscheint im Frühjahr 1934.

** Auf die Preise der vor dem 1. Juli 1931 erschienenen Bücher wird ein Notnachlaß von 10% gewährt.*